Kohlhammer *Pflege*

Wissen und Praxis

Der Autor:

Andreas Stähli, M.A., ist exam. Altenpfleger und hat das Studium der Philosophie absolviert. Er ist seit über fünf Jahren in der Palliativpflege tätig, derzeit auf der Palliativstation am Krankenhaus München-Harlaching.

Andreas Stähli

Umgang mit Emotionen in der Palliativpflege

Ein Leitfaden

Verlag W. Kohlhammer

1. Auflage 2004
Alle Rechte vorbehalten
© 2004 W. Kohlhammer GmbH Stuttgart
Umschlag: Gestaltungskonzept Peter Horlacher
Gesamtherstellung:
W. Kohlhammer Druckerei GmbH + Co. Stuttgart
Printed in Germany

ISBN 3-17-018093-2

Sinkt jeder Tag...

Sinkt jeder Tag
hinab in jeder Nacht,
so gibt's einen Brunnen,
der drunten die Helligkeit hält.

Man muss an dem Rand
des Brunnendunkels hocken,
altsunkenes Licht zu angeln
mit Geduld.

P. Neruda

Dem Philosophiekreis in
Freude und Dankbarkeit
zugeeignet

Geleitwort

Pflege in der Palliativmedizin bedeutet nicht nur kompetente pflegerische Verrichtung und Fertigkeiten, sondern eine ganzheitliche Sicht, die den unheilbar Kranken als „Ganzes" wahrnimmt und auch die Angehörigen, die Freunde und sein psychosoziales Umfeld und Freunde integriert.

Was – neben den körperlichen Beschwerden und Bedürfnissen – wird von Sterbenskranken und ihren pflegenden Wegbegleitern mehr in seiner Gänze wahrgenommen als die Emotionen in der Palliativpflege. Angst, Schuldgefühle, Scham, Ekel, Ärger, Wut, Hilflosigkeit und Trauer, aber auch Freude und Hoffnung werden durch die besondere Nähe und Kontinuität der Pflegenden in ihrer Beziehung zum Kranken und seiner Umwelt direkt erfahren, eigene Emotionen werden deutlicher erlebt. Dies umso mehr, als palliative Betreuung sich immer an der Grenze zwischen Leben und Tod und daher in den Zeiten des Übergangs bewegt.

So dargestellt in Andreas Stählis Leitfaden „Umgang mit Emotionen in der Palliativpflege", dem Lehrstück eines Fachbuchs für Pflegende in der Palliativmedizin, das klare Systematik, Psychologie, Philosophie, Empathie und stilistische Autorität in sich vereint, – „Fach-Literatur" im umfassendsten Sinne.
Das Werk ist instruktiv, informativ, spannend, aufwühlend, betroffen machend, erlösend und beruhigend zugleich. Es sensibilisiert Pflegende im Palliativ- und Hospizbereich, aber auch Pflegende und Begleitende anderer Bereiche, die Terminalkranke betreuen, im Umgang mit Emotionen seitens der Patienten und der Pflegenden auf aufklärende und konstruktive Weise. Es stellt die gewichtige Bedeutung der Gefühle in ihrer zumeist unabweisbaren Präsenz klar heraus und zeigt, dass sich ihrer in der Sterbebegleitung nicht zu entziehen, sondern die Auseinandersetzung mit ihnen notwendig ist. In der Auseinandersetzung werden Emotionen greifbarer und verlieren damit an Bedrohlichkeit und Schwere.

Das Buch füllt nicht nur eine Lücke als Fachbuch für Informationen und Lehrinhalte beim Umgang mit Emotionen in der Palliativpflege, sondern ist darüber hinaus auch ein literarisches Kunstwerk in Bezug auf Stil und Sprachlichkeit.

Prof. Dr. Reiner Hartenstein,
Vizepräsident der Deutschen Gesellschaft für Palliativmedizin.
München, im September 2003

Dank

Dem „Philosophiekreis", der etwa fünf Jahre bestand und dessen Bemühen stets ein Brückenschlag zwischen Theorie (Philosophie, Psychologie) und Praxis (Palliativpflege) war, verdankt diese Arbeit Grundlegendes. Sie soll ihm daher gewidmet sein. Danke, liebe Ira, Renate, Helga, Maria H., Petra, Christian, Maria M., Regina, Christl, Claudia und Ute.

Herr Diplompsychologe und Psychotherapeut Leonhard Schrenker hat mich in der Zeit der Fertigstellung supervisorisch in einer wohltuenden Weise betreut. Sein offener, methodenintegrativer Ansatz hat mich immer beeindruckt. Seine Begleitung, auch vor der Zeit der Supervision, nahm auf meine Überlegungen ganz wesentlich Einfluss. Herr Diplompsychologe und Psychotherapeut Dr. Bernd Horn gab mir in zwei Gesprächen und durch seine Dissertation einen Einblick in die psychoanalytische Tiefendimension der Angst.

Frau Dr. Petersen, Peter, Renate und Ira haben die Mühe des genauen Lesens des Manuskriptes auf sich genommen und durch wichtige Anmerkungen, Ergänzungen und Korrekturen erweitert.

Die Robert-Bosch-Stiftung Stuttgart hat mein Vorhaben durch ihre finanzielle Förderung wohlwollend unterstützt.

Ihnen allen bringe ich tiefen Dank für ihre Unterstützung entgegen; vor allem auch den Menschen, die mir die Erlaubnis gaben, ihre Erfahrungen zu veröffentlichen. Im Besonderen danke ich meiner Frau und Weggefährtin Renate. Du hast mich, liebe Renate, viel über die Welt der Gefühle gelehrt.

Zur leichteren Orientierung im Text

 Merke

 Beispiel

 Definition

 Empfehlung(en)

 Spezielle Pflegehinweise

Inhalt

Einleitung

Die Wegbegleitung schwerst kranker und sterbender Menschen ist in intensiver Weise ein Weg der Gefühle: des Kranken, seiner Angehörigen **und** der Begleitenden. Durch die besondere Nähe und Kontinuität der Pflegenden in ihrer Beziehung zum Kranken und seinem familiären Umfeld werden Emotionen direkter erfahren, eigene Emotionen werden deutlicher erlebt. Dies umso mehr, als palliative Betreuung sich immer an der Grenze zwischen Leben und Tod und daher in Zeiten des Übergangs bewegt.

Der Weg Schwerstkranker und Sterbender führt in die Tiefen menschlicher Existenz. In der elementaren Erfahrung von Ohnmacht und Verzweiflung, von Schuld, Scham, Ekel, Angst, Wut und Trauer sind sie auf sich selbst zurückgeworfen, durch die Nähe des Todes konfrontiert mit der Endlichkeit ihres Daseins. Sie sind auf sich zurückgeworfen, – und doch sind sie nicht nur dies. Sie sind auch getragen: von all denen, die ihnen nahe sind, die sich um sie sorgen und die sie stützen. Und sie sind, so ist unsere Hoffnung, von einem Grund getragen, der tiefer ist als sie selbst.

Die vorliegende Arbeit ist Ausdruck meiner Suche nach Einblicken in die Welt der Gefühle von Menschen, die in der Betroffenheit von Kranksein, Sterben und Tod leben. Im Vordergrund steht dabei die Beschäftigung mit jenen Emotionen, die viel Dunkles und Belastendes in sich tragen und daher nicht gerne wahrgenommen werden. Schuld, Scham, Ekel, Angst, Wut und Trauer sind keine willkommenen Emotionen. Zu groß erscheint ihre Schwere, als dass ihnen begegnet werden möchte. In der Welt der Gefühle haben sie jedoch eine gewichtige Bedeutung. Ihre oftmals unabweisbare Präsenz zeigt, dass sich ihrer in der Sterbebegleitung nicht zu entziehen, eine Auseinandersetzung mit ihnen daher notwendig ist.

Mein Eintauchen in Emotionen wie Ekel oder Angst geht mit dem Bemühen einher, in ihrem „Dunkel" ein „Licht" (Sinn, Möglichkeiten des Umgangs) zu erkennen. Bei Emotionen, die abgründig in Erscheinung treten, beispielsweise panische Todesängste oder psychoseähnlich aufbrechende Wut, ist dieses Licht nahezu verborgen. Wage ich mich ein Stück in die Nacht, an den „Rand des Brunnendunkels", wie P. Neruda sagt, dann kann es mir „mit Geduld" gelingen, „altsunkenem Licht" gewahr zu werden. Gerade die Geduld ermöglicht es, Fragen und nicht Verstehbares als solche in ihrer Berechtigung zu sehen, so dass sich Antworten und Einsichten entwickeln können.

Je weniger Pflegende sich den „negativen" Emotionen verschließen, je mehr sie sich diesen zuwenden und öffnen, umso stärker werden sie aus ihrem Schattenhaften hervortreten. Wie der Tod in der Auseinandersetzung mit ihm allmählich Gestalt annimmt, so auch diese Emotionen. In der Gestaltgebung werden sie greifbarer und verlieren damit an Bedrohlichkeit und Schwere. Scheuen Begleitende die Begegnung mit ihnen nicht mehr, sind sie achtsam für deren Erscheinen, dann werden sie ihnen zu Wegbegleitern. Die Art und Weise des Umgangs und der Verarbeitung werden leichter sein.

Emotionen in ihrer Gestalt zu verstehen, bedeutet sie als anthropologische Größen in ihrer Seinsqualität zu sehen. Es sind gerade die dunklen Emotionen, die am „Rand des Brunnendunkels", an den Rändern und Rissen des Lebens, in die Tiefen des Menschen als Menschen Einblick geben.

Inhalt und Ziel der Arbeit

Nach Ausführungen zum Begriff der Palliativpflege, einigen Gedanken zu einer Psychologie der Emotionen und einer ausführlichen Darstellung von Schritten des Umgangs mit Emotionen in der Palliativpflege (Teil I), bildet den Schwerpunkt meiner Arbeit eine genaue Explikation der Emotionen Schuldgefühl, Scham, Ekel, Angst, Ärger und Wut, Trauer sowie Freude und Hoffnung bei Schwerstkranken und Sterbenden, ihren Angehörigen und bei Pflegenden. Die Betonung liegt hierbei auf der **Suche nach Möglichkeiten** eines **konstruktiven Umgangs** (Teil II).

Emotionen Pflegender Ein Blick in die einschlägige Literatur zeigt, dass die Emotion „Trauer" für Angehörige eines Verstorbenen eine ausführliche Behandlung erfährt. Andere Emotionen wie Scham, Ekel oder Wut im Kontext der Palliativpflege werden zwar erwähnt, aber nicht eingehender erörtert. Dies gilt vor allem, wenn es um **Emotionen der Pflegenden** selbst geht. Die vorliegenden Darlegungen sind der Versuch, diese Lücke etwas zu schließen.

Mein **besonderes Anliegen** ist es, Pflegende im Palliativ- und Hospizbereich, aber auch Pflegende beziehungsweise Begleitende anderer Bereiche, die Terminalkranke betreuen, für die dargestellte **Thematik** zu **sensibilisieren**. Die Vielzahl belastender Emotionen, die Pflegende bei Patienten, Angehörigen und sich selbst erfahren, braucht für einen adäquaten Umgang eine Hinwendung ihres Bewusstseins. Meine Gedanken zu Fragen der Verarbeitung und Bewältigung sind hierbei als Anregungen und zu diskutierender Beitrag zu verstehen, nicht als absolute Wahrheiten.

Zur Veranschaulichung meiner Ausführungen greife ich auf zahlreiche Beispiele aus meiner mehrjährigen Tätigkeit auf einer Palliativstation zurück. Neben meinen eigenen Erfahrungen als Pflegender finden wesentlich die Ergebnisse eines von mir geleiteten Mitarbeiterkreises Eingang (freiwilliger und offener Kreis mit etwa zehn primär in der Pflege tätigen Teilnehmerinnen und Teilnehmern, der sich über einen Zeitraum von etwa fünf Jahren einmal im Monat traf). Zwei Jahre hatten wir uns dort mit der in Teil II dargelegten Theorie und Praxis der Emotionen beschäftigt. Aus unseren gemeinsamen Gesprächen sind für mich wichtige Einsichten hervorgegangen.

Anmerkungen zum Sprachgebrauch

Wenn ich von „Angehörigen" spreche, nehme ich schwerpunktmäßig auf das System der Herkunftsfamilie und das System der eigenen Familie Bezug, das auch so genannte „exfamiliäre Bezugspersonen"[1] (durch Scheidung und eventuelle Wiederverheiratung) umfasst. Dies heißt nicht, dass nicht auch Freunden oder Nachbarn eine wichtige Rolle zukommen kann[2].

Häufig verwende ich den Begriff „Emotion" gleichbedeutend mit Gefühl. Wie ich im ersten Teil darstellen werde, ist diese Gleichsetzung verkürzend, denn das Gefühl ist nur eine (subjektiv-erlebnisbezogene) von fünf verschiedenen Komponenten einer Emotion.

Die männliche Form der Personenzuschreibung (Patient, Angehöriger, Pflegender) schließt die weibliche Form mit ein.

---

[1] Fässler-Weibel, P.: Nahe sein in schwerer Zeit. Zur Begleitung der Angehörigen von Sterbenden. Freiburg (Schweiz) (2. Auflage) 1991, S. 45.

[2] Eine schöne, in diesem Sinne weiter gehende Bestimmung gibt P. Fässler-Weibel: „Als Angehörige im Sinne von „zum Patienten gehörend" gelten all jene, die in irgendeiner Form eine bedeutende oder entscheidende Rolle oder Funktion im Leben des Patienten ausübten, sei dies in verwandtschaftlicher, kollegialer, helfender, begleitender oder verursachender Form"; ebd.

Teil I: Palliativpflege und Emotionen

1 Palliativpflege

„Palliative Care" und Palliativpflege

> **Definition:** „Palliative Care bedeutet die aktive und umfassende Behandlung, Pflege und Begleitung von Patienten ab dem Zeitpunkt, da ihre Krankheit nicht mehr auf eine kurative (heilungsorientierte) Behandlung anspricht. Schmerzbehandlung und die Beherrschung weiterer Begleitsymptome sowie die Linderung psychischer, sozialer und spiritueller Probleme gewinnen eine überragende Bedeutung.

Hauptziel der Palliativmedizin und Palliativpflege ist daher die Verwirklichung der bestmöglichen **Lebensqualität** für den Patienten und seine Angehörigen. Sie unterstützt Leben und betrachtet Sterben als einen natürlichen Vorgang. Palliative Care legt also den Schwerpunkt auf **Schmerz- und Symptomlinderung** und integriert körperliche, psychische, soziale und seelisch-geistige Aspekte. Sie will damit sowohl den Patienten unterstützen, um ihm ein möglichst selbstbestimmtes Leben bis zum Tode zu ermöglichen, als auch seinen Angehörigen zur Seite stehen, damit sie mit Krankheit und Trauer besser zurechtkommen" (WHO 1990)[3].

Ziel

In diesem umfassenden Konzept von „Palliative Care", in dem zugleich die **vier Säulen der Hospizidee** ruhen (1. palliative Medizin, 2. palliative Pflege, 3. psychosoziale Begleitung, 4. spirituelle Begleitung), ist die **Palliativpflege** ein zentraler Bestandteil. Da eine körperliche Gesundung nicht mehr erreicht werden kann, rücken Wohlbefinden und Lebensqualität der Kranken in den Vordergrund pflegerischen Handelns. Auf dem Boden einer einfühlenden, wertschätzenden und annehmenden Haltung wird im Horizont eines ganzheitlichen Ansatzes um das körperliche, seelische, soziale und geistig-spirituelle Wohlbefinden Schwerstkranker und Sterbender Sorge getragen.

Hospizidee

In der Palliativpflege geht es neben einer umfassenden Sorge um den Kranken ebenso um eine **Betreuung** der ihm **nahe stehenden Menschen**. Sie bedürfen in ihren spezifischen Belastungen und Problemen in vielem

Angehörige

---

[3] Zitiert aus: Weiterbildungsprogramm Palliative Care. Internationaler Universitätslehrgang am IFF (Kursbuch 2001). Wien 2000, S. 10.

einer intensiven Unterstützung, denn sie durchleben eine Zeit, in der Abschied, Trennung und Verlust gewohnte Sicherheiten durchbricht. **Integration** ist ein wichtiger Ausdruck von Unterstützung (Beispiel: Erklärung und Befähigung zur Übernahme pflegerischer Handlungen), die sie in ihren Bedürfnissen wahrnimmt. Ein integriertes soziales Umfeld wirkt wiederum positiv auf die **Lebensqualität des Patienten** zurück.

Neben der Begleitung Schwerstkranker, Sterbender und ihrer Angehörigen gehört zur Palliativpflege auch die Sorge der Pflegenden um sich selbst: das Hinhören auf eigene Bedürfnisse und Möglichkeiten der Entlastung, die Bereitschaft zu einer Auseinandersetzung mit der eigenen Persönlichkeit (Wer bin ich? Was sind meine Bewältigungsmuster? Wie gehe ich mit meinen Gefühlen um?...), die Beschäftigung mit Themen im Umkreis von Sterben und Tod, die Wahrnehmung von Supervision, Fortbildungen, Kollegengesprächen usw.

Aufgaben und Ziele der Palliativpflege

Pflegeleitbild

Im **Pflegeleitbild** Palliativpflege, erarbeitet durch den AK Palliativpflege der **Deutschen Gesellschaft für Palliativmedizin** (DGP), werden folgende Ziele und Aufgaben für die Palliativpflege formuliert[4]:

Übersicht 1: Pflegeleitbild im Bereich der Palliativpflege

„1. Patienten im fortgeschrittenen Stadium einer inkurablen Erkrankung durch eine fachlich fundierte, ganzheitliche, individuelle und fantasievolle Pflege eine möglichst hohe Lebensqualität unter größtmöglicher Selbstbestimmung zu gewährleisten.

Voraussetzungen dafür sind:
• die unterschiedlichen Krankheitsbilder zu kennen,
• bei der Vielfalt auftretender Symptome adäquat handeln zu können,
• die Bedürfnisse des Patienten wahrzunehmen, zu erfragen und zu respektieren,
• die Fähigkeiten (Ressourcen) des Patienten zu aktivieren und zu fördern,
• das Wohlbefinden des Patienten sicherzustellen und ihn zu begleiten,
• zu wissen und zu akzeptieren, dass menschliches Leben begrenzt ist.

2. Angehörige und Freude der Patienten in das Pflegekonzept zu integrieren.
Wir legen großes Gewicht auf Gespräche mit ihnen. Sie werden nach Möglichkeit in die Pflege einbezogen. Sie erfahren Unterstützung und Begleitung im Prozess des Abschiednehmens und der Trauer.

---

[4] Kern, M.: Palliativpflege. Richtlinien und Pflegestandards. Bonn 2000, S. 7.

3. Unsere Pflegequalität zu definieren und zu sichern.

Voraussetzungen dafür sind:
• die Arbeit nach den Regeln des Pflegeprozesses,
• die Entwicklung von Pflegestandards und deren Umsetzung,
• Fort- und Weiterbildung.

4. Das Konzept der Palliativpflege transparent zu machen[5].
Dabei wollen wir viele Menschen erreichen mit dem langfristigen Ziel, Sterben und Tod in unserer Gesellschaft zu enttabuisieren."

In ihrem Pflegeleitbild weisen die Verfasser auf die Wichtigkeit der (interdisziplinären) **Teamarbeit** für die Palliativpflege hin. Hierzu gehören regelmäßige Teamgespräche, Supervision, Offenheit füreinander und das Wissen um die jeweils eigenen Aufgaben und Grenzen[6].

---

[5] Dies gilt vor allem auch für die Pflege zuhause.
[6] Ebd., S. 8.

So selbstverständlich und nahe Emotionen auch sind, so schwer ist doch ihre genaue definitorische Bestimmung. Nicht ohne Grund ist dem Kapitel „Begriffsbestimmungen" des umfangreichen Handbuches zur Emotionspsychologie folgender Satz des Schriftstellers Karl Kraus vorangestellt: „Je näher man ein Wort ansieht, desto ferner blickt es zurück."[7]

Definition: Emotion ist nach K. R. Scherer ein **Syndrom aus fünf Komponenten:** einer physiologischen, expressiven, kognitiven, motivational-aktionalen und einer subjektiv-erlebnisbezogenen[8]. Emotionen gehen also einher mit **physiologischen Prozessen,** sie haben einen bestimmten **Ausdruck** (expressive Komponente), in ihnen spiegelt sich eine **Einschätzung** (Bewertung) einer Situation (kognitive Komponente), sie verbinden sich mit **Handlungsimpulsen** (motivational-aktionale Komponente), und sie beinhalten ein **Erleben,** ein **Fühlen** (subjektiv-erlebnisbezogene Komponente).

Im Ärger beispielsweise ist das sympathische Nervensystem aktiviert, er ist von einer für den Ärger charakteristischen Mimik und Gestik begleitet, etwas steht meinem Bedürfnis entgegen, ich habe den Wunsch nach Aufhebung oder Beseitigung von Entgegenstehendem und Störendem, und ich erlebe ein Gefühl der Anspannung, von motorischer Unruhe und den Wunsch, das in mir Angestaute nach draußen zu entladen.
Die Reihenfolge der Komponenten ist beliebig. „Die Komponenten bilden ein variables Set, bei dem auch mal die eine oder andere fehlen kann, und es ist immer noch eine Emotion."[9]

Affekte, Gefühle, Emotionen

Affekte kennzeichnen im Deutschen kurzzeitige und besonders intensive Emotionen, die häufig mit einem Kontrollverlust im Bereich des Verhaltens einhergehen. Im Englischen („affects") sind sie Synonyme oder

---

[7] Otto, J. H., Euler, H. A. und Mandl, H. (Hg.): Emotionspsychologie. Ein Handbuch. Weinheim 2000, S. 11.
[8] Weber, H.: Ärger. Psychologie einer alltäglichen Emotion. Weinheim 1994, S. 13.
[9] Ebd., S. 14.

Oberbegriffe für Emotionen und verwandter emotionaler Zustände (v. a. Stimmungen)[10].

Gefühle bezeichnen die subjektiv-erlebnisbezogene Komponente von Emotionen. Sie sind Teil des Syndroms „Emotion".

Auslöser, Funktionen und Formen von Emotionen

Emotionen (aus dem Lat. emovere: aufwühlen, hinausschaffen, hinaustreiben) werden durch „äußere Reize (Sinnesempfindungen), innere Reize (Körperempfindungen) und/oder kognitive Prozesse (Bewertungen, Vorstellungen, Erwartungen)" in Situationen ausgelöst[11]. Darüber hinaus kennen wir ein Auftreten von Emotionen ohne erkennbaren Auslöser.

Emotionen können in verschiedene Formen differenziert werden; beispielsweise Angst (neben anderen Formen) in Real- und Existenzangst, Trauer in normale, gefährdete und pathologische Trauer etc., Schuldgefühle in reale und irreale Schuldgefühle usw.

> **Merke:** Emotionen haben immer auch eine **Funktion**. Ekel will vor Unverträglichem schützen, Scham ist eine Wächterin des Innersten, Angst warnt vor Bedrohung und Gefahr, Freude öffnet und lässt einen auf andere Menschen zugehen usw.

Emotionsfelder

Emotionelle Konfigurationen

Emotionen haben keine scharfen Grenzen. Sie sind fließend und können durch Intensivierung oder Abschwächung in andere Emotionen übergehen. V. Kast spricht in diesem Zusammenhang von „emotionellen Konfigurationen", von „Emotionsketten" beziehungsweise „Emotionsfeldern"[12]. Ich nenne fünf dieser Konfigurationen:

- Wut – Ärger – Irritation – Hass – Verzweiflung
- Angst – Schreck – Furcht – Verzweiflung
- Aversion – Ekel – Überdruss
- Erwartung – Sehnsucht – Zuversicht – Hoffnung
- Freude – Zufriedenheit – Heiterkeit – Behagen – Glück – Liebe – Dankbarkeit[13].

---

[10] Otto, J. H. u. a. (Hg.), a. a. O., S. 13.
[11] Fröhlich, W. D.: Wörterbuch Psychologie, Stichwort Emotion. München (21., bearb. und erw. Auflage) 1997, S. 142.
[12] Kast, V.: Freude, Inspiration, Hoffnung. München (2. Auflage) 1998, S. 32.
[13] Ebd., S. 32 f.

Kontrolle und Abwehr der Emotionen

Emotionen können einer **Selbstkontrolle** unterliegen. Diese Kontrolle bezieht sich auf ihre verschiedenen Komponenten. Häufig werden Reaktionen des Ekelausdrucks unterdrückt, in der Angst Gefühle der Unsicherheit ausgehalten, Handlungsimpulse in der Wut kontrolliert usw.

Neben bewusster Abwehr (Unterdrückung, bewusste Verleugnung etc.) gibt es eine Vielzahl **unbewusster Abwehrmechanismen** (Verdrängung, Projektion u. a.)[14]. Sie sind ihrem Ursprung nach Schutzmechanismen unserer Psyche, die vor übergroßer Angst, vor Affektüberflutung, vor nicht bewältigbaren inneren Konflikten usw. zu bewahren suchen.

> **Merke:** Emotionen sind ein Zeichen von Lebendigkeit. Unterliegen sie einer permanenten Kontrolle oder Abwehr, so geht diese Lebendigkeit verloren. Die Menschen wirken dann gleichsam innerlich erstarrt.

Emotionstheorien

Die Theorie der Emotionen ist überaus umfangreich. Das Handbuch der Emotionspsychologie beschreibt elf verschiedene emotionstheoretische Ansätze. Kurz hervorheben möchte ich den Beitrag der **Psychoanalyse**. Wenn auch das psychoanalytische Denken den Begriff der Emotion lange Zeit nicht oder nur untergeordnet betrachtete (zugunsten des **Triebbegriffes**), so gewann dieser doch in späteren Entwicklungen eine vermehrte Bedeutung, bis hin zu einer Neufassung der **Emotion-Trieb-Beziehung** (beispielsweise bei O. F. Kernberg). Seit den siebziger Jahren finden wir zunehmend Erörterungen zu einzelnen Emotionen. Es entstanden bedeutende Arbeiten über Scham, Ärger und Wut, Schuld und Schuldgefühl u. a., auf die ich im zweiten Teil teilweise eingehen werde.

Psychoanalyse

2.1 Emotionen in der Palliativpflege

Der Weg der Patienten und ihrer Familien ist ein intensiver Weg der Gefühle, der sie durch die Nähe des Todes oftmals mit elementaren, in ihrer Vehemenz für sie unbekannten Emotionen konfrontiert. Die Zeit des Sterbens ist eine „letzte Zeit", sie ist eine Zeit des letzten großen Übergangs im Leben und als solche von tief greifenden Gefühlen wie Wut, Trauer und Angst begleitet. Zugleich können vergangene Lebensthemen und alte, stets abgewehrte Emotionen in ihre Gefühlswelt einbrechen. Die für sie ohnehin schwierige Situation erfährt dadurch noch eine zusätzliche Belastung.

---

[14] Eine ausführliche Darstellung für die palliative Praxis wichtiger Abwehrmechanismen findet sich im Abschnitt „Angst in der Palliativpflege" im zweiten Teil.

Spezieller Pflegehinweis: Emotionen sind ein bedeutsames Thema im Bereich der Palliativpflege. Ein wichtiger Teil pflegerischen Tuns betrifft den Umgang mit Emotionen. Abschiedlichkeit, Sterben und Tod fordern in ihrer emotionalen Dimension immer wieder aufs Neue heraus, Möglichkeiten der Bewältigung zu finden.

Welche Möglichkeiten aber haben Pflegende im Umgang mit den Emotionen der Menschen, die sie begleiten?
Ich skizziere und beschreibe im Folgenden eine Handlungsstruktur, die sich an den in Teil II ausgeführten Emotionen orientiert.

2.1.1   Schritte des Umgangs mit belastenden Emotionen von Patienten und ihren Angehörigen

Merke: Der Ansatz ist ein primär **supportiver**, das heißt ein **stützender** und **entlastender Ansatz**, der sich in einer Atmosphäre vollzieht, die den Menschen in seinem inneren Prozess achtet, und in der dieser mit dem sein kann und darf, was in ihm an Gefühlen ist.

Schritte im Einzelnen

- Sensibles Wahrnehmen des Menschen und der Situation: Wird Schuld, Scham, Ekel, Angst usw. erlebt?
  - Wie ist die Wahrnehmung des **Begleitenden**?
  - Was erlebt der Betroffene (**Selbstauskunft**)?
- Benennen und Differenzieren der Emotion und der möglichen Auslöser.
- Reflexion über Aktuelles, Lebensgeschichtliches und Systemisches: Wer ist der Kranke und sein familiäres Bezugssystem hinsichtlich der Emotion?
- Auf dem Hintergrund individueller und systemischer Ressourcen:
  - Entlastung ermöglichen (Beispiel: Weinen in der Trauer),
  - Unterstützung geben (Beispiel: Haltgeben in der Angst),
  - achtsam sein (Beispiel: Vermeidung Scham auslösender Situationen).

Fragendes Wahrnehmen

Die/der Pflegende tritt in das Zimmer des Kranken ein und **nimmt** die Menschen (Patient, Angehörige) und die gegenwärtige Situation, in der sie/er sich und jene erfährt, **sensibel** und **ohne Wertung wahr**. Es ist ein „fragendes" Wahrnehmen: Werden Emotionen wie Ekel oder Angst erlebt? Wie ist ihre/seine Wahrnehmung? Was sagt die Sprache des Körpers? In einer Atmosphäre der Annahme und des Vertrauens (ich habe im Teil II versucht, mehrere für die jeweilige Emotion hervorzuhebende Aspekte begleitender Grundhaltung herauszustellen), in der Gefühle wahrgenommen, gezeigt und geäußert werden können, wird es für den Betroffenen einfacher sein, über sein Erleben zu sprechen.

> **Merke:** Im Aussprechen und Benennen dunkler Emotionen durch den Kranken, den Angehörigen oder (im empathischen Spiegeln) durch die/den Pflegenden verlieren sie etwas von ihrer Bedrohlichkeit, denn sie werden greifbarer. Wichtig ist ihre Anerkennung, dass sie sein dürfen, dass sie ihre Berechtigung und ihren Platz haben.

Eine **differenzierte Sicht** auf die Emotion und ihre möglichen Auslöser sind für Überlegungen zum weiteren Umgang von Bedeutung:
Welche Situation löst sie aus? Gibt es einen klar bestimmbaren Anlass? Welche Intensität hat ihr Ausdruck? Wie belastend ist die Emotion? Ist es möglich, sich ihr zu öffnen, sie und ihren Schmerz zuzulassen? Welche Ressourcen im Umgang mit der Emotion gibt es?

Eine **gemeinsame Klärung** dieser Fragen wird nur dann möglich ein, wenn die seelische Stabilität des Betroffenen dies erlaubt. Bei einem Patienten in übergroßer Angst etwa wird ein Nachfragen noch größere Unsicherheit hervorrufen. Daher bedarf eine Klärung stets großer Behutsamkeit. Bei überflutenden Emotionen steht das Haltgebende und Begrenzende noch mehr als sonst im Vordergrund. Hier bedarf es der Botschaft: „Wir Helfenden halten dieser Situation stand, wir sind da."

Eine **ganzheitliche Sicht** des Patienten und seines familiären Umfeldes schließt ein Nachdenken über **Aktuelles** und **Lebensgeschichtliches** ein: Wer ist der Kranke und sein familiäres Bezugssystem hinsichtlich der Emotion? In der Begleitung geht es **nicht** um eine Aufdeckung lebensgeschichtlicher Zusammenhänge, aber es geht um das Wissen darum, welche **Stellung** die jeweilige **Emotion** beim Kranken und im Familiensystem hat. Ist beispielsweise Trauer immer verleugnet worden? Ist Scham in der Familie Thema (Familiengeheimnisse)? Gibt es in ihren Strukturen Angst („Angstfamilie")? Dieses Wissen, das sich sowohl aus den Einzelkontakten mit den Kranken und ihren Familien, als auch aus den Kenntnissen und Erfahrungen der verschiedenen Gruppen im therapeutischen Team speist, ist nicht zuletzt für das Erkennen möglicher Gefährdungen und Belastungen von Bedeutung.

Ganzheitliche Sicht

Auf der Grundlage der bisherigen Schritte und Überlegungen wird es dann – unter Einbeziehung individueller und familiärer Bedürfnisse und Ressourcen – um weitere Hilfen gehen. Ziel ist es, Unterstützung zu geben, Belastendes zu nehmen und ein Stück Bewältigung zu ermöglichen.

> **Empfehlung:** Supervision, Patientenbesprechungen, Austausch im Team, Einzelgespräche etc. sind für die Pflegenden eine wichtige Unterstützung auf der Suche nach konstruktiven Hilfen.

Das System „Familie" und Emotionen

Dialektisches Verhältnis

„Emotionen sind am dichtesten und differenziertesten in der Familie. Die Regulation von sozialen Bindungen, von Nähe und Distanz, von Sexualität und deren Vermeidung wird von Emotionen geleistet." Sie sind intrapsychisch und interpersonell zu verstehen, denn „Emotionen können sich nur in einem sozialen bzw. familiären Rahmen entwickeln, ebenso wie dieser Rahmen der individuellen Emotionsentwicklung bedarf. Beide stehen in einem **dialektischen Verhältnis** zueinander, indem sie unauflösbar gekoppelt sind. Dies berechtigt dazu, wahlweise an den **individuellen Emotionen** oder an den **interpersonellen Strukturen** anzusetzen"[15]. Emotionen sind also beim **Einzelnen** (Patient, Angehöriger), sie sind aber auch im **Kontext der Gesamtfamilie** zu sehen.

Das Familiensystem als Ganzes hat, wie Patienten und Angehörige (für sich und in Beziehung zum anderen), spezifische Belastungen:

„Die zum Tode führende Krankheit durchkreuzt das Leben aller Familienmitglieder und gefährdet die Integrität und das Funktionieren des Familiensystems. Die Erkrankung und Behandlung erzeugen Veränderungen der gewohnten Familienstruktur, stellen die Rollenverteilungen in Frage und erfordern von der Familie Flexibilität und die Bereitschaft, eingefahrene Regeln und Beziehungsmuster zu verändern."[16]

System „Familie"

Für das **System „Familie"** eines Sterbenden gilt:

- Der Tod kommt in das System.
- Die Familie befindet sich in einer Krisenzeit.
- Das System verliert einen Menschen. Welche Bedeutung hat der Sterbende im Familiensystem? Je zentraler seine Stellung ist, umso größer kann die Instabilität des Systems nach dem Tode sein.

Emotionen

Hinsichtlich der **Emotionen** ist (in Gesprächen in der Pflegegruppe beziehungsweise im therapeutischen Team) zu fragen:

- Besteht eine gute Konfliktbewältigung?
- Ist Trennung und Verlust ein nicht verarbeitetes Thema in der Familie, möglicherweise von Generation zu Generation weitergetragen?
- Sind Schuld, Scham, Ekel, Angst, Wut u./o.a. Emotionen in der Familienstruktur gegenwärtig?
- Wie wird im System mit Emotionen umgegangen? Werden Emotionen offen ausgedrückt oder werden sie unterdrückt, beschwichtigt, rationalisiert,…?
- Welche Ressourcen gibt es in der Familie, um Gefühle zu verarbeiten? Wo kann sich das System selbst helfen? Wo braucht es Hilfe?

---

[15] Kruse, O.: Emotionsdynamik und Psychotherapie. Weinheim und Basel 1985, S. 148 f.
[16] Strittmatter, G.: Einbeziehung der Familie in die Krankenbetreuung und begleitende Familientherapie. In: Aulbert, E./ Zech, D. (Hg.): Lehrbuch der Palliativmedizin. Stuttgart (1. Nachdruck) 2000, S. 807.

> **Hinweis:** Pflegende können die zuletzt genannte Hilfe nicht leisten. Dies vermag die systemische Therapie, an die eventuell zu verweisen wäre.

Für die **systemische Therapie** gibt es keine eigene Emotionstheorie, jedoch **Kommunikations- und Interaktionstheorien**. Die Familienkommunikation Terminalkranker ist oftmals erheblich gestört. Gefühle werden häufig aus Rücksichtnahme oder Schamgefühl gegenüber dem anderen (Patient, Familienmitglied) nicht gezeigt. Wurden Emotionen in der Familie immer schon abgewehrt, so wird sich dies in Krisenzeiten noch verstärken. Eine befriedigende **Kommunikation und Interaktion** braucht jedoch den **Ausdruck von Emotionen**. In der Begleitung wird es daher um eine Unterstützung dieses Ausdrucks gehen. Hierzu bedarf es einer **Offenheit im System**. Eine Förderung des Zeigens und des Sprechens über Gefühle (kulturelle und religiöse Verschiedenheiten sind zu beachten) bedeutet dann zugleich eine **Förderung der Kommunikation**.

Systemische Therapie

2.1.2 Schritte des Umgangs der Pflegenden mit eigenen belastenden Emotionen

Pflegende tragen nicht nur Sorge für andere, sondern auch für sich selbst. Teil dieser Sorge ist ein sensibler Umgang mit den eigenen Gefühlen.

> **Merke:** Der Ansatz ist ein emotionsoffener, integrativer Ansatz, der Kontrolle und Entlastung mit einschließt.

Schritte im Einzelnen

- Offene, sensible Wahrnehmung der eigenen Gefühle und Kontrolle
  - in **unmittelbarer** emotionsauslösender Situation: stärkere Gewichtung der Kontrolle (beispielsweise bei Wut) für ein bedachtes, problemlösendes Handeln,
  - im **Abstand** dazu: Gewichtung auf einem Sich-Öffnen.
- Situationsanalyse; Benennen und Differenzieren der Emotion.
- Reflexion über Aktuelles und Lebensgeschichtliches: Wer bin ich hinsichtlich dieser Emotion? Erstellen einer Emotionsbiographie.
- Auf dem Hintergrund der entstehenden Bedürfnisse:
  - sich entlasten (Beispiel: Schreien bei Wut),
  - Unterstützung suchen (Beispiel: Gespräch über Belastungen des Ekels),
  - achtsam sein (Beispiel: Schuld und Verstrickung),
  - zu den eigenen „Quellen" gehen (Beispiel: Gebet bei Trauer).
- Bewusste Bejahung eigenen Erlebens.

Wahrnehmung
und Kontrolle

Am Beginn steht eine **offene** und **sensible Wahrnehmung** der in der Begegnung auftretenden Gefühle. Erst **nach** dieser **Wahrnehmung** tritt das Moment der **Kontrolle** hinzu. In einer stark belastenden Situation (etwa massiver Ärger durch einen Konflikt mit Angehörigen am Krankenbett) wird die Kontrolle eine stärkere Gewichtung (beispielsweise Kontrolle eigener Handlungsimpulse) haben. Im Abstand bietet sich dann die Möglichkeit, sich weiter zu öffnen und auf das zu achten, was die Emotion in all ihren Komponenten zu sagen hat. Hierzu gehört auch das **Wahrnehmen des eigenen Körpers.** Canacakis schreibt einmal, dass es für Begleitende wichtig sei, zu spüren, „welche Signale der zu Begleitende aussendet und wie diese im eigenen Körper, im eigenen Erleben ankommen"[17].

Situationsanalyse

Eine aus einer gewissen Distanz durchgeführte **Situationsanalyse** (Wodurch wurde die Emotion ausgelöst? Wie habe ich reagiert? Ist die Intensität meiner Reaktion dem Anlass angemessen? Sollte ich in meinem Verhalten etwas verändern?...), vielleicht mit einem Teammitglied des Vertrauens, hilft vieles klarer und differenzierter zu sehen. Die Emotion wird benannt, eingeordnet, und es wird versucht, ihre weiter gehende Bedeutung zu erschließen.

Beispiel: Wo gilt es, bei mir selbst bei Ärger oder Wut genauer hinzusehen? Warum kann ich mir diese Gefühle nur schwer zugestehen? Sind es übernommene Gefühle (Übertragungsgefühle)? Was verbirgt sich möglicherweise **hinter** der Wut an Gefühlen?).

Differenzierung

Um sich selbst zu wissen (Wer bin ich hinsichtlich Emotionen im Allgemeinen? Nehme ich sie wahr oder ignoriere ich sie?), **die eigene Geschichte der Emotionen zu kennen,** ist für sich selbst und die Unterstützung von Patienten und Angehörigen überaus wichtig. Wer um die eigene Angst, Trauer, Wut etc. weiß, wird in der Begleitung zwischen **seinen** und den Emotionen **der anderen** unterscheiden können. So kann vermieden werden, Gefühle zu übernehmen, (dass beispielsweise die Angst eines Kranken zur eigenen wird).

Hinsichtlich bestimmter Emotionen nach sich selbst zu fragen, heißt bisweilen, eigene konflikthafte Seiten zu befragen. Ist beispielsweise Trauer nicht integriert, so ist ein Umgang mit ihr erschwert. Dann besteht die Tendenz, Trauer abzublocken oder aber in ihr zu zerfließen. Ist sie hingegen ein integrierter Teil im Selbst, so kann mit Menschen in Trauer emotional mitgegangen werden – ohne vollständige Abgrenzung oder Verschmelzung. So können sich Begleitende in die Beziehung einfinden, sich berühren lassen, daran Anteil nehmen, unterstützen und aus der Beziehung wieder heraustreten und sind doch bei sich geblieben.

---

[17] Canacakis, J.: Ich begleite dich durch deine Trauer. Stuttgart (13. Auflage) 2000, S. 71.

> **Merke:** Der Umgang mit belastenden Emotionen erfordert in der Regel weitere Bewältigungsmöglichkeiten. Sich entlasten, Untertützung suchen, zu den jeweils eigenen „Quellen" gehen und die Achtsamkeit sind solche Möglichkeiten.

Die angegebenen Schritte zeigen, dass Emotionen nicht vermieden oder abgewehrt werden müssen, sondern dass versucht werden kann, mit ihnen in konstruktiver Weise umzugehen. Die Anerkennung des eigenen Erlebens, gerade der „negativen" Emotionen, ihre bewusste Bejahung und Annahme, fassen den gegangenen Weg noch einmal zusammen.

> **Empfehlung:** Ergänzend zu diesen Schritten stehen als wichtige Hilfen Team- und Einzelgespräche, Patientenbesprechungen, regelmäßige Supervision, psychologische Begleitung u. a. zur Verfügung.

Ein emotionsoffener Ansatz erfordert eine **Kultur der Offenheit** im therapeutischen Team. Hinsichtlich eines Verständnisses für Gefühle und deren Ausdruck kommt dabei den **leitenden Personen** eine wichtige Aufgabe zu. Geeignete **Rahmenbedingungen** (Beispiel: eigener Raum, um sich zurückzuziehen) sind ebenso Teil dieser Kultur.

Kultur der Offenheit

Teil II: Zentrale Emotionen in der Palliativpflege

3   Schuld und Schuldgefühl

Schuld ist untrennbar mit dem Menschsein verbunden. Sie ist jedoch weit mehr als ein konkretes Verschulden durch die Verletzung einer Norm. Schuld bezeichnet eine Fundamentalstruktur menschlichen Seins. Sie ist nach Martin Heidegger ein **Existenzial**. Das Schuldigsein, so der Philosoph in seinem Hauptwerk „Sein und Zeit", gehört „ursprünglich zur Seinsverfassung des Daseins"[18]. Anders als das Tier, anders als Gott ist nur der Mensch zur Schuld fähig. Diese **Schuldfähigkeit** weist auf **Freiheit** hin; Freiheit im Tun wie auch Freiheit, er selbst zu sein.

Über Schuld zu sprechen, bedeutet ein Thema anzuschlagen, das tief in das menschliche Leben hineinreicht. Es ist ein existenzielles Thema und ist als solches Gegenstand der Kunst, Philosophie und Religion. Darüber hinaus beschäftigt uns Schuld stets ganz persönlich und fordert zu einer Auseinandersetzung heraus.

Das **Schuldgefühl** betrifft den Menschen ähnlich. Es trägt Sinn in sich; so etwa für das Zusammenleben, indem es Grenzen schützt.

Sterben, Tod und Trauer konfrontiert den Menschen mit dem, was ihn ausmacht. Es ist daher verständlich, dass Schuld und Schuldgefühl brennpunktartig dort auftauchen, wo es um die Grundfragen seiner Existenz geht. Nach einer Darstellung der Theorie von Schuld und Schuldgefühl wird ihre Präsenz im Bereich der Palliativpflege näher beleuchtet.

---

[18] Heidegger, M.: Sein und Zeit. Tübingen (16. Auflage) 1986, S. 306. Wir sind nie wirklich frei von Schuld. Zu tief ist in der menschlichen Existenz das Schuldigsein verankert. Wir müssen hierbei nicht an ein individuelles oder gattungsgeschichtliches Verschulden denken. Mit M. Heidegger ist es das Faktum der Geworfenheit (der Mensch bringt sich nicht selbst ins Dasein) und der Nichtung (jede Wahl schließt immer Möglichkeiten aus), die ein unhintergehbares Schuldigsein bedeuten. Das Dasein ist weder Ursache seiner selbst noch vollkommen. Es ist als schuldiges „Grundsein einer Nichtigkeit". „In der Struktur der Geworfenheit sowohl wie in der des Entwurfs liegt wesenhaft eine Nichtigkeit" (Ebd., S. 285).

3.1 Theorie von Schuld und Schuldgefühl

Differenzierung von Schuld und Schuldgefühl

Instanz Für die weiteren Ausführungen ist es wichtig, zwischen Schuld und Schuldgefühl zu unterscheiden. M. Hirsch schreibt in seinem Buch „Schuld und Schuldgefühl": „Schuldig wird man am anderen, am Gegenüber… oder an sich selbst als Objekt des Handelns… Deshalb ist Schuld vornehmlich eine Sache von Religion und Philosophie; schließlich geht es um sittliche Maßstäbe des Verhaltens im (Zusammen-) Leben der Menschen und um ihr Sein und die Verantwortung dafür."[19] Um Schuld im Sinne von Verfehlung zu bestimmen, braucht es eine **Instanz**. Diese kann das **Gewissen** sein, sie kann aber auch rechtlicher beziehungsweise **metaphysischer Natur** sein.

Wird reale Schuld anerkannt, so spricht Hirsch von **Schuldbewusstsein**, einem eher **kognitiven Vorgang. Schuldgefühle** hingegen bezeichnen die Nähe zum Affektiven, sie bezeichnen eine **Emotion**. Schuldgefühle können Folge realer Schuld sein (**reales** Schuldgefühl), ihre Ursache ist also klar einsehbar, sie können aber auch so beschaffen sein, dass „der betreffende Mensch die wahren Quellen dieser Gefühle nicht (kennt). Was der Betreffende als Ursache seiner Schuldgefühle nennen kann, ist nicht der eigentliche Konfliktherd, sondern eine verschlüsselte Darstellung seiner Probleme, die sich daraus nur indirekt erschließen lassen"[20]. Diese Schuldgefühle werden also nicht durch vorwerfbares eigenes Handeln (Normverletzung) ausgelöst. Sie werden daher als **irreal** bezeichnet, obwohl sie real erlebt werden.

> **Merke:** Eine klare Abgrenzung zwischen realem und irrealem Schuldgefühl ist nicht immer einfach. Der Übergang kann hier gleitend sein.

Der Anfang und die Formen von Schuld

Interpretation „Der Anfang aller Schuld" liegt in der „Geschichte der Menschwerdung"[21]. Der biblische Schöpfungsmythos erzählt davon. Er erzählt von **Trennungen**, zum einen von der instinktgesteuerten Tierwelt (**phylogenetische Interpretation**), zum anderen von der ursprünglichen (unschuldigen) Einheit in der Individuation (**ontogenetische Interpretation**). Beides ist nur schuldhaft möglich, denn „Bestrebungen des Individuums, die mit

---

[19] Hirsch, M.: Schuld und Schuldgefühl. Zur Psychoanalyse von Trauma und Introjekt. Göttingen (2. Auflage) 1998, S. 12 f.

[20] Müller, W.: Wenn du ein Herz hast, kannst du gerettet werden: die befreiende Auseinandersetzung mit der eigenen Schuld. Münsterschwarzach 1998, S. 26.

[21] Hirsch, M., a. a. O., S. 13.

Trennung, Loslösung, Autonomie... verbunden sind, (wirken) immer auf einen anderen (ein), von dem man sich trennt, dessen Existenz und Identität verändert wird durch die Trennung"[22].

In **theologischen Deutungen** der Sündenfallgeschichte stehen die Begriffe von **Erbsünde** und **Freiheit** im Mittelpunkt. Dabei geht es um zwei grundlegend verschiedene Auffassungen. Einmal wird die freie Entscheidung **vor** dem Sündenfall angenommen; für eine andere Position ist die Freiheit erst das Ergebnis der **Erkenntnis von Gut und Böse**. „Jedenfalls lassen sich die beiden Auffassungen als Pole verstehen, zwischen denen sich die dialektische Spannung der menschlichen Schuld aufbaut."[23] Es ist dies die **Dialektik** von **prinzipieller Freiheit** und **prinzipiellem Schuldigsein**.

Theologische Deutungen

Existenzanalytisch ist das Schuldigsein aus der Seinsart des Daseins zu begreifen. In ihm liegt „der Charakter des **Nicht**"[24]. Schuldigsein ist „Grundsein für ein durch ein Nicht bestimmtes Sein – das heißt Grundsein einer Nichtigkeit"[25].

Existenzanalyse

Karl Jaspers unterscheidet in seinem 1946 erschienenen Buch „Die Schuldfrage", das unter dem Eindruck des II. Weltkrieges und seiner Beendigung entstand, **vier Formen der Schuld**[26]:

Formen von Schuld

a. **kriminelle** Schuld als Verbrechensschuld;
b. **politische** Schuld als „Haftung der Staatsangehörigen", die die Folgen der Handlungen des Staates mittragen;
c. **moralische** Schuld als individuelles Verschulden durch individuelles Tun;
d. **metaphysische** Schuld als Schuld, die auf der Solidarität aller Menschen untereinander beruht, welche einen jeden mitverantwortlich macht für alles Unrecht und alle Ungerechtigkeit in der Welt.

Existenzielle (Seinsschuld), individuelle (Tatschuld) und Identitätsschuld

Neben den vier von Karl Jaspers unterschiedenen Formen erscheint noch eine weitere Differenzierung sinnvoll. Für Martin Heidegger ist die Schuld ein Existenzial, sie ist also eine für das Dasein nicht hintergehbare strukturelle Größe (**Seinsschuld**). Die Konsequenz ist, dass der Mensch, um zu leben, schuldig werden muss (Drewermann). Daneben gibt es die zu jedem Zeitpunkt mögliche **Tatschuld**, verstanden als individuelles Verschulden durch ein Handeln (das auch ein Nichthandeln mit einschließt) sowie eine Schuld gegenüber der ungenügenden Verwirklichung der eigenen Identität. Das Zurückbleiben hinter den Möglichkeiten des eigenen Lebens erzeugt **Identitätsschuld**.

Differenzierung

---

[22] Ebd., S. 17.
[23] Ebd., S. 48.
[24] Heidegger, M., a. a. O., S. 283.
[25] Ebd.
[26] Ritter, J. und Gründer, K. (Hg.): Historisches Wörterbuch der Philosophie, Band 8, Stichwort: Schuld. Basel 1992. S. 1463. Siehe auch: Hirsch, M., a. a. O., S. 31.

Schuldgefühl und Schuldgefühlsqualitäten

Fühlt sich jemand schuldig, dann erlebt er sich im Innersten belastet, er sieht sich als ungenügend und defizitär. Es ist, als läge ein Schatten auf seiner Seele, der jede Freude und Heiterkeit unterbindet. Mimik und Gestik sind reduziert, die Sprache zurückgenommen, der Blick gesenkt. Der Gedanke schuldig zu sein, erzeugt eine Betroffenheit in ihm, die sein Denken nicht zur Ruhe kommen lässt.

M. Hirsch unternimmt eine Einteilung des Schuldgefühls in **vier** große **Gruppen** von **Schuldgefühlsqualitäten (Introjekt-bedingtes Schuldgefühl)**[27]. Diese Einteilung ordnet jene Gefühle von Schuld, die auf einem konflikthaften Grund ruhen (ich habe sie oben als irreale Schuldgefühle bezeichnet), die also kein reales Verschulden als Ursache haben.

Übersicht 2: Schuldgefühlsqualitäten

---

1. Basisschuldgefühl
Es ist ein Schuldgefühl aufgrund der bloßen Existenz, wegen des bloßen So-Seins.

2. Schuldgefühl aus Vitalität
Es entsteht aus dem Bestreben, stark sein zu wollen, zu wachsen, aus dem Haben-Wollen, Wegnehmen-Wollen.

3. Trennungsschuldgefühl
Das Trennungsschuldgefühl entsteht aus dem Autonomiestreben heraus. Loslösung wird als Aggression, also schuldhaft erlebt.

4. Traumatisches Schuldgefühl
Schwere Gewalt- und Verlusterfahrungen hinterlassen einen Fremdkörper im Selbst, ein so genanntes „**Introjekt**", das Schuldgefühle verursacht.

---

[27] Hirsch, M. a. a. O., S. 15 und S. 75 f. Hirsch schreibt: „Interessanterweise sind alle Qualitäten in der Schöpfungsgeschichte als Schuld der Menschen enthalten: Sowohl orale Gier (das Essen des Apfels, nicht umsonst rund wie eine Brust) als auch Sexualität, die erst nach der Vertreibung aus der Latenz ersteht, können als Schuld(gefühl) aus Vitalität gesehen werden. Der Drang nach Erkenntnis und die damit verbundene Übertretung des väterlichen Gebotes entspricht einem schuldhaften Trennungs-, Autonomiebestreben. Auch ein traumatisches Schuldgefühl könnte im Mythos gesehen werden: Die Schuld am traumatischen Verlust des Paradieses müssen sich die Menschen selbst geben. Und einem Basisschuldgefühl entspricht die Auffassung von der Erbsünde, der basalen Schuld des Menschengeschlechts". Ebd., S. 15.

3.2 Schuld und Schuldgefühl in der Palliativpflege

3.2.1 Schuld und Schuldgefühl bei Schwerstkranken, Sterbenden und ihren Angehörigen

Ich möchte nachfolgend die im ersten Abschnitt dargestellten inhaltlichen Differenzierungen von Schuld und Schuldgefühl nhand zahlreicher Beispiele aus der Palliativpflege veranschaulichen. Hierbei wird sich zeigen, welche Vielzahl an Schulderleben in ihr gegenwärtig ist.

Schuld

Seinsschuld, Tatschuld, Identitätsschuld
Die **Seinsschuld** ist als zutiefst im menschlichen Dasein verankert beschrieben worden. Sie trifft als Fundamentalstruktur jeden Menschen. In extremer Form begegnet man dieser Schuld in schwerer Depression. Der Mensch fühlt sich am Leben schuldig geworden. Er sieht sich als **Versager am Leben**.

Am Ende des Lebens, wenn eine **Bilanz** gezogen wird, kann das Bewusstsein persönlicher Verfehlungen zu einer erdrückenden Last werden.

> **Beispielsweise** waren Herr N. im Zweiten Weltkrieg eine Gruppe von Soldaten unterstellt, die, so brach es in Weinkrämpfen aus ihm heraus, durch ihn (wohl durch ein fehlgeleitetes Kommando) ums Leben kamen. Diese **Tatschuld** lag für Herrn N. wie ein unverrückbarer Block in seinem Leben.

Wenn Schwerkranke nach dem „Warum" ihres Leidens fragen, also auf der oftmals verzweifelten und anklagenden Suche nach **Gründen** ihres **Krankseins und Leidens** sind, so schwingt in diesem „Warum" die Frage nach einem möglicherweise **getanen Unrecht** mit. „Habe ich mir etwas in meinem Leben zuschulden kommen lassen, für das nun der Ausbruch der Erkrankung und der sich mit ihr verbindende Leidensweg Ursache sind?"[28]

Wie ist **Identitätsschuld** zu erfahren? Identitätsschuld geht einher mit **Identitätsangst**, der Angst, „an der – ungenügenden – **Verwirklichung der eigenen Existenz** schuldig geworden zu sein, einer Angst vor dem Tode als dem Ende eines zu wenig gelebten Lebens"[29]. Diese Angst ist vielfach präsenter, als es erscheint. „Habe ich die Aufgabe meines Lebens erfüllt? Bin ich nicht hinter meinen Möglichkeiten zurückgeblieben?" Diesen Fragen Raum zu geben heißt, sich der Identitätsangst zu stellen.

Seinsschuld

Identitätsschuld

---

[28] Man bewegt sich in dieser Vorstellung in dem schwierigen Problemkreis von Krankheit, Kausalität und Schuld.
[29] Hirsch, M., a. a. O., S. 42.

Sie wird daher oftmals abgewehrt. Menschen, die sie dennoch ein Stück weit zulassen können, erfahren in der Auseinandersetzung mit ihr oftmals einen befreienden inneren Entwicklungsschritt.

Kriminelle, politische und moralische Schuld

> **Beispiel:** Welche Schwere begangenes Unrecht bedeuten kann, zeigte sich in der Begleitung eines an AIDS erkrankten Patienten. Herr M. war über viele Jahre in der forensischen Psychiatrie wegen Tötung seiner Lebensgefährtin (**kriminelle Schuld**) untergebracht. Er verbrachte die letzten Wochen seines Lebens auf einer Palliativstation, deutlich körperlich geschwächt und innerlich vereinsamt. Herr M. wirkte gequält und mit einer ungeheuren Last beschwert. Ich hatte den Eindruck, dass ihn ein großes Dunkel umgab, in das wir kaum Lichtpunkte zu setzen vermochten. Mir erschien seine leidende Existenz als Existenz in der Verzweiflung.

In der Palliativpflege kann auch der **politischen Dimension von Schuld** begegnet werden. Bei ihr geht es um Mitverantwortung für die in einem Staat herrschende politische Ordnung. So ist gerade die Generation, die in der Zeit der Nazi-Herrschaft ohne Widerstand lebte, nach Jaspers mit politischer Schuld belastet. Häufig ist das biografische Wissen über heute achtzig- oder neunzigjährige Patienten nur sehr gering, doch kann meist etwas von dieser politischen Qualität von Schuld mitschwingen.

Moralische Schuld Neben der kriminellen, politischen und metaphysischen Schuld (auf Letztere gehe ich nicht ein) spricht Jaspers von einer **moralischen Schuld**. Moralische Schuld kennt die Stimme des **Gewissens**, das den Einzelnen auf die moralische **Verantwortung seiner Handlungen** hinweist.

> **Beispiel:** Frau E. hat ihren Ehemann zuletzt zu Hause betreut. Ich erlebe sie als fürsorgliche, doch auch bestimmende Person. Sie trifft in der Familie (mit zwei Kindern) die wichtigen Entscheidungen. An einem Vormittag spreche ich mit dem Patienten. Er sagt, es werde oft mit seiner Frau über seinen Kopf hinweg über seine Krankheit gesprochen. Er wünsche sich ein offenes Wort über seine Situation. Am Nachmittag desselben Tages erleidet Herr E. stärkste Krampfanfälle, die an die Grenze des Todes führen.
>
> Am nächsten Morgen spreche ich mit Frau E. über die Bitte ihres Mannes. Frau E. berichtet unter Tränen von ihrem Schulderleben, das sie schon längere Zeit belaste. Es sei eben dieses Versäumnis, mit ihrem Mann nicht offen gesprochen zu haben, nicht über seine Krankheit und somit auch nicht, wie die Kinder (neun und sechzehn Jahre) von ihrem Vater Abschied nehmen können.

Schuldgefühle

Die bisher genannten Beispiele aus der Praxis zeigen, wie sehr Schuld und das Gefühl von Verfehlung oder Verletzung bei schwer kranken Menschen und ihren Angehörigen gegenwärtig sein können. Schuldgefühle werden in verschiedener Intensität erlebt. Sie können in tiefen Schichten der Seele liegen und damit nahezu unbewusst sein, sie können aber auch mit großer Vehemenz ins Bewusstsein treten.

Ich werde mich nun auf die von M. Hirsch entwickelte **Gliederung des Schuldgefühls in vier Gruppen** beziehen, um sie an Beispielen aus der Praxis aufzuweisen.

Gliederung nach Hirsch

1. Basisschuldgefühl

Das Basisschuldgefühl ist ein Schuldgefühl aufgrund des eigenen So-Seins. Der schwer kranke Mensch kann empfinden: „Ich, in meinem So-Sein, das zum Sterben führt, bin nicht mehr erwünscht." Es wird ein basales Nicht-mehr-gewollt-Sein vom Leben gespürt. Dieses Basisschuldgefühl kann gerade dann auftreten, wenn das **eigene Personsein** als **Ursache für die Krankheit** angesehen wird.

2. Schuldgefühl aus Vitalität

Wenn im schwer kranken Menschen noch eine tiefe diesseitige **Lebenssehnsucht** ruht, wenn er also nicht sterben möchte, sondern stark sein will und haben möchte, er aber zugleich um die Unausweichlichkeit seines Sterbens weiß (was abzugeben bedeutet), so kann unbewusst oder – wie bei Frau B. – bewusst ein Gefühl von Schuld entstehen. Frau B. hatte den Gedanken: „Ich möchte sterben, doch dann darf ich nicht mehr vital sein, darf keine Sehnsucht mehr nach dem Leben haben."

Alle Lebensäußerungen von Begleitenden können beim todkranken Menschen Wut auslösen, die aus einer Ohnmacht gegenüber seinen zu Ende gehenden Kräften resultiert. Angehörige, die gehen, laufen, die die Zukunft planen und aktiv gestalten können, können durch diese Wut Schuldgefühle aus Vitalität gegenüber dem Kranken empfinden. Sie werden sich daher leise und reduziert verhalten.

Bei Angehörigen, deren Nächster verstorben ist, kann ein **Überlebendenschuldgefühl**[30] auftreten. Dies äußert sich beispielsweise in dem Gefühl einer **Mitschuld** an dem (zu frühen) **Tod** durch zu wenig Bemühung um weitere Therapiemöglichkeiten. Bisweilen wird dieses Schuldgefühl auch an die Außenwelt delegiert; so etwa bei einem Elternpaar, dessen erwachsene Tochter in ihren Augen durch das Verschulden der Ärzte zu früh sterben musste.

---

[30] Ich verwende diesen Begriff in einem anderen Sinn als dies M. Hirsch tut (vgl. ebd., S. 215 ff.).

3. Trennungsschuldgefühl

Sterben ist **der** große **Ablösungsprozess** des Menschen. Es ist ein Weg des Sichlösens von Bindungen, der umso schmerzhafter ist, je weit reichender diese Bindungen gehen. Im Sterbeprozess, der im Spannungsfeld zwischen Binden und Lösen steht, treten besonders deutlich bestehende Abhängigkeitsdynamiken hervor. Das Trennungsschuldgefühl ruht auf einer **Abhängigkeitsdynamik**, so dass es nahe liegt, im Horizont von Kranksein, Sterben und Tod nach **dieser Qualität des Schuldgefühls** zu fragen.

Beispiele:
a) Vor allem in der **Konstellation erwachsener Sohn - überfürsorgliche Mutter,** in der es dem kranken Sohn nie gelungen ist, sich von seiner Mutter zu lösen, treten Trennungsschuldgefühle auf Seiten des schwerkranken Sohnes auf. Es ist, als könne sich das erwachsene Kind nicht lösen, weil es für die Mutter eine Ergänzung ihres Selbst darstellt. Der kranke Sohn trägt ein Gefühl von Schuld in sich (Introjekt), das wesentlich das der Mutter ist, die eine Ablösung ihres Sohnes nicht erträgt. Bezeichnend ist, dass es nach dem Tod zu Schuldzuweisungen an das begleitende Team kommen kann.

b) Ähnlich wie in Beispiel a) kann es **allgemein,** das heißt in **verschiedenen Konstellationen,** zu einem Trennungsschuldgefühl kommen. Immer dann, wenn dem Kranken nahe stehende Menschen (beispielsweise Ehefrau oder Ehemann) diesem das Gefühl vermitteln, ohne ihn nicht leben zu können, wenn sie ihm durch Überfürsorge, durch ängstliches Festhalten, Klammern oder durch Aufzwingen von Essen (un-)ausgesprochen sagen: „Du darfst noch nicht sterben, ich brauche dich noch", können Schuldgefühle beim kranken Menschen auftreten, denn sein Sterben hätte eine tiefe seelische Krise des mit ihm verbundenen Menschen zur Folge.

c) Wenn Töchter oder Söhne einen kranken Elternteil pflegen, kann es zu einem starken Trennungsschuldgefühl kommen. Dieses Schuldgefühl beruht auf einem Autonomiestreben des „Kindes", das um die letzte Ablösung (der Elternteil wird sterben) weiß. Es potenziert zugleich das Schuldgefühl, der Pflegeaufgabe nicht gerecht zu werden.
Das Schuldgefühl hinsichtlich eigener Unzulänglichkeit in der persönlichen Fürsorge zeigt sich im besonderen Maße im Sterbeprozess; dann nämlich, wenn keine Ernährung mehr nötig und möglich ist, wenn Dinge in andere Hände abgegeben werden müssen. Essen bedeutet Leben, und das Nicht-mehr-essen-Können des Kranken lassen Tochter oder Sohn verzweifeln.

4. Traumatisches Schuldgefühl

Das im Menschen durch **Gewalterfahrungen** wirkende **Introjekt** wird nicht direkt erlebt, sondern zeigt sich, neben einer im Körpergedächtnis liegenden Spannung, meist erst an **Reaktionen selbst ausgeübter Gewalt,** die dann schwere Schuldgefühle auslöst. Frau C. beispielsweise wurde in ihrer frühen Lebensgeschichte viel geschlagen. Für sie nicht verstehbar, schlug sie selbst später immer wieder ihren eigenen Sohn, was sie in der Terminalphase ihrer Erkrankung stark belastete.

Die Krankheit (beispielsweise Krebs oder AIDS) ist ein Trauma, das oftmals unbewältigt im Menschen wirkt und Schuldgefühle verursacht. In der Frage: „Warum?", in der Frage „Was habe ich getan?", in der die verunsicherte Antwort liegt: „Ich habe doch nichts verschuldet", wird Schuld thematisch.
Das Trauma der zum Tode führenden Krankheit kann als eine Vertreibung aus dem Leben empfunden werden, die, wenn der Zusammenhang von Krankheit, Kausalität und Schuld bejaht wird, als selbst verschuldet angesehen wird.

3.2.1.1 Möglichkeiten des Umgangs und der Unterstützung

Wie können Pflegende mit Schuld und Schuldgefühl der Kranken und ihrer Angehörigen umgehen?

Erste Schritte

Aufbau einer vertrauensvollen Beziehung
Über Schuld und Schuldgefühl zu sprechen bedeutet, etwas von seinem Innersten preiszugeben. Dies ist nur möglich, wenn **Vertrauen** zwischen den Gesprächspartnern besteht. Erst durch den Aufbau einer vertrauensvollen Beziehung kann die **Scham**, von Schuld und Schuldgefühl zu sprechen, **abgebaut** werden. Erst dann kann der Mensch diesen starken Schutz durchlässig werden lassen. Die Scham, so L. Wurmser, ist eine „Wächterin... unseres intimsten Lebens – unserer Gefühle"[31], sie behütet „das Selbst vor übermäßigem Ausgesetzt – oder Bloßgestelltsein und vor zudringlicher Neugier"[32]. In der Begleitung von schwer kranken Menschen und ihren Angehörigen ist diese Scham immer zu berücksichtigen. Sie fordert zu einem **behutsamen Umgang** mit dem sensiblen **Bereich der Schuld** auf.

Scham

Die Frage nach dem Schulderleben
In einer vertrauensvollen Beziehung wird es dem Kranken am ehesten möglich sein, Schuldgefühle auszusprechen. Ist ein Schulderleben beim Patienten erkennbar (beispielsweise durch die Sprache seines Körpers oder durch ein Gefühl, das in seinen Worten mitschwingt), ohne dass dies in verbale Sprache gebracht werden kann, dann darf auf dem Boden von Teilhabe und Mitgefühl behutsam nach möglichen Schuldgefühlen gefragt werden. Diese Frage hat jedoch immer mögliche Schamgefühle

---

[31] Wurmser, L.: Die Maske der Scham. Die Psychoanalyse von Schamaffekten und Schamkonflikten. Berlin (3., erweiterte Auflage) 1997, S. 124.
[32] Ebd., S. 122.

zu berücksichtigen. Sie darf nicht der Neugierde, sondern muss dem Bemühen um einen verstehenden Nachvollzug und um eine mögliche Entlastung entspringen. Sie sollte außerdem anzeigen, dass der Kranke das Gespräch jederzeit in eine andere Richtung lenken kann.

Benennung und Differenzierung

Besteht Bereitschaft, sich dem eigenen Schulderleben zu öffnen, so können Pflegende den Kranken und sein familiäres Bezugssystem darin bestärken. Wichtig ist der Versuch einer Benennung und Differenzierung, eines Aussprechens und „Ins-Wort-Bringens" dieses Erlebens. Wie werden diese Gefühle wahrgenommen (körperlich, seelisch)? Wie belastend sind sie? Was macht dem Betroffenen Schuldgefühle? An welchen Menschen, an welche Situation denkt er? Kann ihre Ursache klar benannt werden (beispielsweise durch eine Fehltat) oder ist sie nicht greifbar? Besteht der Wunsch nach Entlastung? Werden Möglichkeiten für diese Entlastung gesehen oder wird nur Ohnmacht empfunden?

Reales/irreales Schuldgefühl

Für die Begleitung des Kranken und seiner Angehörigen ist es notwendig, zwischen realem und irrealem Schuldgefühl zu unterscheiden. Diese Unterscheidung ist, wie bereits erwähnt, nicht immer einfach. **Reale Schuld** (beispielsweise getanes Unrecht an einem Familienmitglied) braucht eine Anerkennung und Benennung und kann durch eine Bitte um Verzeihung entlastet werden. **Irreales Schuldgefühl** (z. B. Trennungsschuldgefühl) hingegen muss in seiner Konfliktbedingtheit und seinen zumeist unbewussten Motiven verstanden werden.

Wer ist der Kranke und sein familiäres Bezugssystem hinsichtlich Schuld und Schuldgefühl?

Sind Schuld und Schuldgefühl ein Thema in der Lebensgeschichte des Kranken? Welche Bedeutung haben frühe Verantwortung, Selbstständigkeit und Loslösung in seinem Leben? Besteht ein hoher Anspruch an sich selbst? Kann der Kranke sich selbst vergeben?

Grad der Offenheit

Im Kontakt mit dem familiären Bezugssystem des Patienten ist es wichtig zu erkennen, inwieweit **Offenheit** für das Thema Schuld und Schuldgefühl besteht. Kann in der Familie darüber gesprochen werden? Wenn ja, in welcher Weise? Oder müssen Schuld und Schuldgefühl abgewehrt werden? Dann kann auf einen hohen moralischen Anspruch bis hin zu moralischer Rigidität geschlossen werden. Lebt Schuld als stiller, **unausgesprochener Vorwurf** (Begleiter) in der Familie? Gibt es in diesem Zusammenhang **konflikthafte Bindungen** einzelner Familienmitglieder zum Kranken? Gibt es ein **Familiengeheimnis**?

3.2.1.2 Weitere Schritte und Möglichkeiten des Umgangs

Wege der Schuldbewältigung

Unterstützen der Schritte zur Bewältigung von Schuld
Im Blick auf mögliche **Schritte der Schuldbewältigung** zitiert Hirsch K.-P. Hubbertz. Ein selbstverantwortlicher Umgang mit Schuld habe nachstehende **Bedingungen** zu erfüllen:

Bedingungen

- „die **Annahme des eigenen Schattens** (d.h.... die Integration von Persönlichkeitsanteilen, welche mit dem schuldhaften Handeln verknüpft sind);
- der **Dialog mit den anderen** (d. h. der kommunikative Austausch über schuldhaftes Handeln...) und
- **Umkehr und Neuentscheidung** (d. h. der Versuch, nach Annahme und dialogischer Verarbeitung der eigenen Schulderfahrung sein Selbstkonzept und Handeln neu auszurichten)"[33].

> **Merke:** Diese Schritte haben auch für die Frage nach dem Umgang mit Schuld in der Palliativarbeit eine zentrale Bedeutung. Gerade die **Bereitschaft zum Gespräch mit dem anderen,** in dem das Bewusstsein von Schuld und die Bitte um Verzeihung seinen Ausdruck findet, ist ein wichtiger Schlüssel zur Entlastung.

„Schuld", so Hirsch, „ist zu bewältigen durch Versöhnung mit dem Geschädigten, (der dazu bereit sein muss) als einer Neudefinition ihrer Beziehung sowie durch die Wiederaufnahme in die Gemeinschaft, deren Ordnung gestört worden ist. Die Voraussetzung ist Schuldbewusstsein und Schuldanerkennung, ein Bekenntnis, verbunden mit einer gefühlsmäßigen Einsicht, eben der Reue."[34]

> **Beispiele:**
> 1. Herr M. ist 80 Jahre alt und an Darmkrebs erkrankt. Seit zwei Jahren besteht kein Kontakt mehr zu seinem 50 Jahre alten Sohn, der schwer alkoholkrank ist. Die Verbindung brach Herr M. ab, da sein Sohn sich in seinen Augen in einer Weise verhalten hat, die für ihn nicht zu akzeptieren ist. Herrn M. belastet nun die mangelnde Versöhnung mit seinem Sohn schwer. Nach drei Seelsorgegesprächen mit einem Priester hat der Patient ein Traumbild, in dem ihm eine bedrohliche schwarze Gestalt erscheint. Für den Patienten bedeutet dieser Traum eine Aufforderung nach Aussöhnung. Er bittet daraufhin seine langjährige Lebensgefährtin um einen Anruf bei seinem Sohn. Beide (Vater und Sohn) haben daraufhin ein kurzes Telefongespräch, in dem Herrn M. der schlechte körperliche und seelische Zustand seines Sohnes deutlich wird. Dieser schlechte Gesundheitszustand ist

---

[33] Hirsch, M., a. a. O., S. 57.
[34] Ebd., S. 50.

auch der Grund dafür, dass der Wunsch des Vaters nach einem Besuch durch seinen Sohn keine Erfüllung findet.
Auch wenn es zu keiner letzten versöhnenden Begegnung zwischen Vater und Sohn kommt, so spürt Herr M. nach dem Telefonat doch eine deutliche Entlastung. Er nahm seinen Schatten im Traum wahr und hat daraufhin den schweren ersten Schritt zum Dialog getan.

2. Die erwachsene Tochter einer Patientin erfährt in der Beziehung zu ihrer schwer kranken Mutter ein tiefes Bedürfnis nach Ausgleich und Versöhnung von Vergangenem. In der langen Zeit des Aufenthaltes auf der Station erleben beide, Tochter und Mutter, eine intensive Begegnung, in der sie alte Wunden und Verletzungen reflektieren und sich um Versöhnung bemühen. Es entsteht eine neue und vertiefte Beziehung, die immer wieder auch in körperlicher Nähe zum Ausdruck kommt.

Wie aber, wenn Menschen, denen gegenüber Schuld empfunden wird, bereits verstorben sind, eine Bitte um Verzeihung also nicht mehr direkt ausgesprochen werden kann?
D. Tausch-Flammer und Lis Bickel schreiben: „Es ist hilfreich, auch dem Verstorbenen gegenüber die eigene Schuld zu benennen, sie vielleicht im Zusammenhang mit unserem Wesen und Schicksal zu verstehen und um Vergebung zu bitten. Wenn diese Bitte um Vergebung wirklich aus dem Herzen kommt, können wir oft spüren, wie sich ein Knoten in unserem Inneren und im Verhältnis zum Verstorbenen löst. (...). Wir können uns in der Stille dem Toten zuwenden (ihn uns innerlich vorstellen, gegenübersehen (Erg. v. m.)) und aus einem echten Empfinden heraus sagen: Bitte verzeih mir. Bitte vergib mir!"[35]

Möglichkeit eines Rituales bedenken

Rituale   Herr S. wirkt bedrückt. Er erlebt sich selbst wie von einem festgefügten Panzer umschlossen. Herr S. hat in dieser Enge wiederholt das Gefühl, nicht genügend Luft zu bekommen. Als wir den Patienten einmal fragen, was ihn belaste, antwortet er, er spüre Schuld gegenüber seiner Ehefrau, die seit einigen Jahren in einem Pflegeheim sei. (Herr S. sah seine Frau zuletzt vor etwa zwei Jahren). Er müsse die meiste Zeit des Tages und der Nacht an sie denken.
Die Stieftochter des Patienten bezeichnet Herrn S. vor seiner Krankheit als einen Menschen, der nur an sich gedacht habe. Er sei in vielem ein egoistischer Mensch gewesen. So hielt es ihr Stiefvater für nicht erforderlich, einen Arzt zu verständigen, als seine Frau einen Schlaganfall erlitt. Erst auf ihr Drängen hin sei er dazu bereit gewesen.
Die hinzugezogene Atemtherapeutin des Teams sieht die Atemeinschränkung im Kontext der familiären Beziehung und bietet dem Patienten die **Möglichkeit eines Rituales** an, in welches dieser einwilligt. Den Pflegenden teilt sie das Gespräch mit. Für etwa eine halbe Stunde wird eine Ker-

---

[35] Bickel, L. / Tausch-Flammer, D.: In meinem Herzen die Trauer. Freiburg 1998, S. 83.

ze auf seinem Nachtkästchen angezündet. Sie bittet Herrn S. daraufhin, dass er seiner Frau gute, warme und freundliche Gedanken zuschicken möge, wobei er sein Körperbewusstsein auf sein Herz lenke solle. Sie bestärkt ihn in der Vorstellung, dass seine Frau diese Botschaft wirklich erhalte. Am nächsten Vormittag, als seine Stieftochter zu Besuch ist, können beide im Denken an seine Frau/ ihre Mutter weinen.

In einem nächsten Schritt regen wir gegenüber Herrn S. an, während des Abendrituals eine Fotografie seiner Frau aufzustellen. Die Atemtherapeutin stellt die Frage, inwieweit er sich vorstellen könne, einen Brief an seine Frau zu schreiben, der jedoch nicht notwendig abgeschickt werden müsse. Dort könne all das stehen, was ihn belaste, er könne auch um Verzeihung bitten.

Am darauf folgenden Tag möchte Herr S. einen Brief diktieren, doch gelingt ihm nur das Anredewort „Liebe…". Später gibt er den Inhalt eines ganzen Briefes zur Niederschrift an, der dann seiner Frau von der Stieftochter vorgelesen wird.

Wir erleben Herrn S. nach der Durchführung dieses Rituals (das Brennen der Kerze auf dem Nachtkästchen wird noch längere Zeit beibehalten) deutlich entlastet. Es fällt etwas von seiner Bedrückung und Schwere ab. Ein bewegender Ausdruck davon ist, dass er mit seiner Stieftochter für einen Augenblick weinen kann. Die Entstehung und Durchführung des Rituals ist ein schönes Beispiel für eine gelungene Zusammenarbeit zwischen Atemtherapeutin und Pflegenden.

Seelsorgerische Betreuung ermöglichen

Herr N. fühlt sich am Tod von ihm im zweiten Weltkrieg unterstellten Soldaten schuldig. Tief bewegt, unter Tränen erzählt Herr N. in Gesprächen wiederholt seine traumatische Erfahrung. In diesem **wiederholten Erzählen** als einem Nichtverstummen und Nichtverschweigen findet er nur kurze **Momente der Befreiung**[36].

Befreiendes Sprechen

Im Ringen um Erlösung von seiner Schuld stärkt ihn sein christlicher Glaube. Er bittet um Vergebung im Gebet. Er sucht das seelsorgerische Gespräch bei einem Priester und bittet um das Sakrament der Beichte. Herr N. ringt um christliche Vergebung als einem Ausdruck „bedingungsloser Akzeptanz"[37] und bedingungsloser Annahme.

Brücken zur Versöhnung schlagen

Das **Herz der Schuldbewältigung** ist der **Weg der Versöhnung**: mit sich selbst, mit dem anderen, mit Gott. Die Bemühung darum zeigt sich in den angeführten **Schritten der Bewältigung**, sie findet Ausdruck in der Durchführung eines **Rituales** der oben dargestellten Form und sie wird in

Bewältigungsschritte

---

[36] Dass Sprechen eine befreiende Wirkung haben kann, wurde mir bei einer anderen, etwa 80-jährigen Patientin deutlich. Sie „erzählte" in ihren letzten Lebenstagen, bisweilen ohne Unterbrechung, auch die Nacht hindurch. Für uns war der Sinn ihrer Worte größtenteils nicht verstehbar, doch war das Wort „deutsch" vernehmbar. Mir scheint, dass auch bei dieser Frau dem Erzählen, das nicht notwendig ein Gegenüber brauchte, eine entlastende Bedeutung von Schuld, vielleicht von kollektiver Schuld, innewohnte.

[37] Müller, W., a. a. O., S. 49.

dem Ringen um **christliche Vergebung** deutlich. Der **erste Schritt** zur Versöhnung ist das **Erkennen**, dass wir unversöhnt sind und nicht verzeihen können.

Ungelöstes kann den Weg des Sterbens beschweren. Schuld, die nicht angenommen wird, Schuld, die eine Suche nach Versöhnung und die Bitte um Vergebung nicht kennt, bindet an das Leben. In der Begleitung Sterbender entsteht dann das Gefühl, dass den Kranken noch etwas hält. Umgekehrt bedeutet **Schuldanerkennung** und **gelungene Versöhnung** (vgl. Beispiel 2) eine **befreiende Entlastung**.

> **Beispiel:** Herr S. hat eine lange Zeit des Sterbens. Sein gesundheitlicher Zustand ist auf einem Stand stabil, der den Begleitenden kaum noch reduzierbar erscheint. Wir fragen uns nach möglichen Gründen. Am Vorabend seines Todes trifft sich noch einmal die gesamte Familie des Patienten (u. a. seine erste Frau und seine Lebensgefährtin). Herr S. kann daran nicht mehr aktiv Anteil nehmen, jedoch findet im Verlauf dieses Abends unter den Familienmitgliedern ein intensiver und versöhnender Austausch statt. Nachdem die Familie die Station am späten Abend verlassen hat, verändert sich während der Nacht der Zustand des Patienten deutlich. Er stirbt am nächsten Morgen.

Wenn Versöhnung wie in diesem Beispiel gelingt, so ist es sehr berührend. Wo immer Begleitende eine Brücke zur Verständigung und Versöhnung bauen können, sollten sie dies auch tun. Versöhnung lässt sich jedoch nicht erzwingen. Hier bedarf es der Offenheit der Betroffenen. Beispielsweise lehnte eine etwa 50-jährige Patientin, die sich im Streit von ihren beiden Söhnen trennte, eine Kontaktaufnahme zu diesen ab. Diese Ablehnung musste vom therapeutischen Team akzeptiert werden.

Die Stimme des Gewissens aufnehmen
Schuldgefühle werden häufig durch die Stimme des Gewissens laut. Wie aber ist diese Stimme in einer positiven Weise aufzunehmen? Ich möchte diese Frage im Hinblick auf drei charakteristische Beispiele von Angehörigen beantworten:

a) Manche Angehörige tragen eine große Gewissenslast, wenn sie, trotz gegenteiligen Versprechens, ihren Nächsten einer für sie fremden Einrichtung anvertrauen müssen.
b) Stirbt ein Patient alleine, dann kann dies in der Familie einen Gewissenskonflikt hervorrufen, beim Sterben nicht dabei gewesen zu sein.
c) Angehörige, besonders Ehepartner drücken nach dem Verlust ihres Nächsten ihre Gewissensnot aus, nicht genug getan zu haben.

Gewissenslast

Im Umgang mit diesen Aussagen erscheint es mir wichtig, das dunkle **Gefühl der Gewissenslast** zunächst einmal **empathisch aufzunehmen**. Dieses Gefühl hat seine Berechtigung und seinen Platz, umso mehr noch, als sich die Angehörigen in einer **Krisenzeit** befinden. Es wird gute Gründe geben, die die Stimme ihres Gewissens leiser werden lässt (Bsp.: medizinische Indikation als Grund der stationären Einweisung). Sie können ein Trost sein. Wichtiger aber ist, dass ihrem Gefühl des Versagens das **Gefühl von Annahme und Wertschätzung** gegenübergestellt wird.

> **Merke:** Viele tragen das Ideal der Schuldfreiheit in sich. Gerade der Tod ist es, der immer wieder vor Augen führt, dass wir, indem wir Menschen sind, dieses Ideal niemals erreichen können, dass wir unvollkommen und fragmentarisch sind.

Begleitung der Schuldgefühlsqualitäten

Alle vier von M. Hirsch beschriebenen Schuldgefühlsqualitäten haben ihren **Ursprung** in **konflikthaften Erfahrungen des sich entwickelnden Kindes** (Beispiel: Vitale Äußerungen des Kindes werden von den Eltern beschnitten und werden daher schuldhaft erlebt). Extreme Traumata können auch im Erwachsenenalter tiefe Schuldgefühle (traumatisches Schuldgefühl) hervorrufen.

Ursache

Der nahende Tod (und damit für die Familie der drohende Verlust) kann nun diese vier Schuldgefühlsqualitäten zur Erscheinung bringen. Es ist, als lasse die Grenzsituation der Todesbedrohung frühere Erfahrungen wieder aufbrechen bzw. intensivieren. Wenn beispielsweise ein basales Nicht-mehr-gewollt-Sein vom Leben empfunden wird, für das sich der Kranke selbst verantwortlich fühlt (**Basisschuldgefühl**), dann scheint hier für mich ein altes Gefühl tiefer **Ablehnung durch die Eltern** verantwortlich. Hat aber die schwere Krankheit und der nahe Tod (mit den Botschaften: „du bist nicht erwünscht" (Basisschuldgefühl), „deine Lebensäußerungen haben keinen Platz" (Schuldgefühl aus Vitalität), „du hast Schuld an deiner Krankheit" (traumatisches Schuldgefühl) nicht auch die Wirkung eines **Introjektes** (als etwas von außen in das Selbst des Menschen Hineinkommendes), das Schuldgefühle auslöst, unabhängig von früheren Erfahrungen? Wo aber ist dann die Ambivalenz (zwischen Liebe und Ablehnung), die jedem Schuldgefühl zugrunde liegt? Gibt es eine Liebe zur Krankheit und zum Tod?

> **Merke:** Im Umgang mit den verschiedenen Schuldgefühlsqualitäten geht es in der Palliativpflege darum, die Menschen auf ihrer Gefühlsebene ohne eine verstandesmäßige Deutung (Interpretation) oder Wertung zu begleiten.

Dem Gefühl tiefer Ablehnung im Basisschuldgefühl ist mit der Wärme von **Anerkennung und Annahme** („So wie du bist, ist es gut und in Ordnung") zu begegnen. Der Kranke, der Schuld aus Vitalität empfindet, darf bestärkt werden, die dahinter liegende **Trauer und Wut** über die Unausweichlichkeit des Sterbens **zuzulassen**. Das traumatische Schuldgefühl, in dem tiefe Verzweiflung über eine mögliche Selbstverschuldung lebt, braucht – gleich dem Basisschuldgefühl – in besonderer Weise Anerkennung und Annahme. Sie **mildern** die **Anklage an sich selbst**.

Möglichkeiten

Abhängigkeit

Das **Trennungsschuldgefühl** beruht auf einer **Abhängigkeitsdynamik**. Diese Dynamik wird verstärkt, wenn erwachsene Töchter oder Söhne einen kranken Elternteil im Sterben begleiten, und eine (normale) Ablösung von diesem Elternteil noch nicht stattgefunden hat. Hier benötigen die **Angehörigen** in ihren **Verlustängsten** und ihrem **Trennungsschmerz** eine gute Stützung, insbesondere im Achten auf sich selbst, denn Menschen mit übergroßen Trennungsschuldgefühlen können nur noch schwer ihre eigenen Bedürfnisse wahrnehmen (Bedeutung von Essen, Schlafen etc.). Sie überfordern sich bis an die Grenze körperlicher und seelischer Belastung.

> **Merke:** Die Bedrängnis der Angehörigen führt häufig zu einer Überforderung des Kranken. Ist dies der Fall, so ist zum Wohle des Patienten zu intervenieren. Das **Schuldgefühl**, dies sollte in der Beratungs- und Begleitungsarbeit deutlich werden, **belastet den Kranken.**

Dem Schulderleben körperlich begegnen

> **Spezieller Pflegehinweis:** Pflegende haben in ausgezeichneter Weise die Möglichkeit, das Schulderleben des Kranken durch körperliche Unterstützung zu entlasten. Ein Beispiel hierfür sind **rhythmische Einreibungen**, ergänzt durch die Vielfalt der **Aromapflege**. Eine belebende Einreibung mit Johanniskrautöl nimmt das Gefühl der Schwere. Seine durchwärmende und aufhellende Wirkung hat einen antidepressiven Effekt. Sind Schuldgefühle von großer Unruhe begleitet, dann empfiehlt sich die Anwendung von Lavendelöl mit Rose und röm. Kamille. Eine Stirneinreibung ist dann wertvoll, wenn der Patient sich von seinen schweren Gedanken nicht lösen kann („Gedankenkreisen").
> Wichtig ist stets auch die Hinwendung der Aufmerksamkeit auf den Atem, denn die Gefühle wirken auf ihn, wie er auch auf diese zurückwirkt. Der **Atem** ist bei Menschen, die sich schuldig fühlen, zumeist flach und eingeengt. Durch achtsame **Berührung** mit den Händen kann der Atem mehr in die Tiefe geleitet werden, so dass sich die Bedrängnis zu lösen vermag.

3.2.2 Schuld und Schuldgefühl bei Pflegenden

In jedem sozialen Bereich, besonders aber im medizinisch-pflegerischen, sehen sich die Verantwortlichen in Situationen gestellt, die sie anschließend nach der Richtigkeit ihres Tuns fragen lassen. Wurde möglicherweise die falsche Therapieform gewählt? Sind in der Pflege vielleicht Fehler begangen, im Umgang mit dem Kranken Grenzen überschritten worden? In der Begleitung von Schwerstkranken und Sterbenden kann jenes fragend-unbestimmte Gefühl zurückbleiben: Habe ich das Richtige getan? Bleibe ich nicht hinter den Bedürfnissen des Kranken zurück? Handle ich nicht sogar gegen sie? Diese Fragen treten vor allem dann auf, wenn die Kranken keine Möglichkeit mehr haben, sich zu äußern.

Sieht man sich für etwas verantwortlich, das einem Menschen Schaden zufügte, dann entstehen Gefühle von Schuld. Wie aber kann mit diesen Schuldgefühlen umgegangen werden?

3.2.2.1 Möglichkeiten des Umgangs

Erste Schritte

Schuldgefühle wahrnehmen
Wenn Pflegende Schuldgefühle in sich spüren, dann sollten sie diese nicht verdrängen. Sie sind ein wichtiger Teil ihrer selbst, der ihre Wahrnehmung erfordert. Eine **Öffnung** für diese **Gefühle** kann sehr schmerzlich sein, denn es wird dadurch bewusst, trotz aller Bemühungen doch niemals fehlerlos zu sein. Schuldgefühle anzunehmen bedeutet, vor sich selbst auch **unvollkommen sein zu dürfen**.

Offenheit

Situationsanalyse, Benennung und Differenzierung
Werden Schuldgefühle wahrgenommen, sollte die Situation, die diese ausgelöst hat, noch einmal vergegenwärtigt werden. Warum empfinde ich aus dieser Situation heraus Schuldgefühle? Was ist der Auslöser? Wem gegenüber empfinde ich Schuld? Wie äußern sich die Schuldgefühle? Entsprechen sie in ihrer Intensität dem Anlass?
Eine Analyse der Situation sollte eine genauere Benennung und Differenzierung des Schulderlebens ermöglichen. Diese sind notwenig, da sie zum einen die **Klärung der Art des** jeweiligen **Schuldgefühls** beinhalten, zum anderen, da sich aus ihnen verschiedene **Weisen des Umgangs** ergeben.

Ziel

Wer bin ich in Beziehung zu Schuld und Schuldgefühl?
Wie ich Schuldgefühlen begegne, wie ich mich ihnen öffnen kann, spiegelt einen Teil meiner Persönlichkeit. Sie laden mich zu einer **Auseinandersetzung mit mir selbst** ein.
- Welchen Anspruch habe ich an mich? Muss ich perfekt sein oder darf ich Fehler machen? Kann ich mir und auch anderen verzeihen? Kann ich gut zu mir selbst sein?
- Wie drücken sich Schuldgefühle bei mir aus? Wie verhalte ich mich, wenn ich mich schuldig fühle? Lässt es meine Scham zu, Schuldgefühle zu zeigen?
- Welche Bedeutung hat der Begriff Verantwortung in meinem Leben? Musste ich schon früh Verantwortung übernehmen, für Geschwister, vielleicht für die Eltern?
- Wurde mein Wunsch nach Selbstständigkeit von den Eltern begrüßt oder wurde er abgewertet?
- Kenne ich übergroße Schuldgefühle in meiner Biografie? Weiß ich um ihre Wurzeln?

Auseinandersetzung

• Gibt es ein Familiengeheimnis in meiner Ursprungsfamilie (Beispiel: uneheliches Kind)?

> **Merke:** Sich selbst hinsichtlich Schuld und Schuldgefühl zu kennen ist wichtig, um Situationen, die Schuldgefühle auslösen, besser einzuordnen und bewerten zu können. Dies gilt insbesondere, wenn sich eine übermäßig starke Schuldgefühlreaktion einstellt.

3.2.2.2 Weitere Schritte und Möglichkeiten des Umgangs

Schuldbewältigung

Reales Schuldgefühl: Schritte der Schuldbewältigung
Wenn Pflegende erkennen, dass ihrem Schuldgefühl ein reales Verschulden durch ihre Person zugrunde liegt, dann sind die von K.-P. Hubbertz aufgezeigten **Schritte der Schuldbewältigung** eine wichtige Orientierung (siehe Kap. 3.2.1.2). Hierzu zwei Beispiele:

> **Beispiel 1:** Herr H. gibt am späten Nachmittag, bedingt durch eine versehentlich zu niedrig verabreichte Schmerzmitteldosis, verstärkt Schmerzen an. Beim Richten der Abendmedizin erkenne ich meinen Fehler. Ich bitte Herrn H. um Entschuldigung und nehme mir vor, künftig wieder aufmerksamer bei der Medikamentenvorbereitung zu sein.
>
> **Beispiel 2:** Aus einem Gespräch mit einem Patienten und seiner Ehefrau ergibt sich mein Vorschlag, dem Ehepaar ein Sonderheft über die Palliativstation zu geben. Dieses Sonderheft hat jedoch Patientinnen und Patienten nicht als Zielgruppe. Beide Partner freuen sich darüber, doch empfinde ich im nachhinein Schuld gegenüber dem Patienten. Ich frage mich, inwieweit der Inhalt nicht eine zu starke Konfrontation mit Sterben und Tod bedeutet. Ich entscheide mich daraufhin für ein offenes Gespräch, in dem ich mein Schuldbewusstsein zum Ausdruck bringe. Beide haben diese Lektüre in der Tat als in manchem schwierig und konfrontierend erlebt, doch sei beiden eine offene Auseinandersetzung wichtig.
> Durch dieses Gespräch erfahre ich Schuldentlastung. Gleichzeitig fasse ich den Vorsatz, in diesen Dingen reflektierter zu sein.

Gewissen

Die Stimme des Gewissens auf ihren Anspruch hin reflektieren
Die Stimme des Gewissens, die sich in Fragen der Schuld bisweilen laut zu Wort meldet, sollte stets differenziert betrachtet werden. Nicht immer ist der Grund ihres Vernehmens reales Verschulden. Da es sich auch nach den jeweiligen internalisierten Normen, Werten und Idealen richtet, ist es sinnvoll, diese immer wieder **auf ihren Anspruch hin zu überprüfen**, denn ihr Anspruch kann überhöht sein. Ich möchte hierzu ein Beispiel geben.

> **Beispiel:** Der Patient Herr G. stirbt in der Nacht ohne das Beisein (auch die Familie ist nicht anwesend) der diensthabenden Pflegekraft. Bei der morgendlichen Übergabe äußert sie, sie habe ein schlechtes Gewissen, Herrn G. alleine gelassen zu haben. In einem nachfolgenden Gespräch wird deutlich, dass sie es als ihre Aufgabe ansieht, beim Sterben stets anwesend zu sein.

Offensichtlich hat die Kollegin ihr Ideal einer verantwortungsvollen Sterbebegleitung verletzt. Doch ist dieses Ideal sinnvoll? Überfordert sich die Kollegin damit nicht selbst? Wenn Menschen in einer Atmosphäre des Umsorgtseins dennoch alleine sterben, ist dies dann nicht ihr ganz eigener, von der Pflege zuletzt unabhängiger Weg?

> **Empfehlung:** Ein kollegialer Austausch, in dem auf dem Boden einer Selbstreflexion über diese Fragen gesprochen werden kann, erscheint mir als gute Möglichkeit, mit der Gewissensnot umzugehen.

Ungelöste Konflikte im Schuldgefühl wahrnehmen

Besonders, wenn Gefühle von Schuld von einer Pflegekraft immer wieder thematisiert werden, oder wenn sie übermäßig stark auf eine Situation mit Schuldgefühlen reagiert, ist es wichtig, diese Schuldgefühle verstärkt zu hinterfragen. Damit wird ein Hineintragen der ungelösten Schuldgefühlsproblematik in die Pflegebeziehung vermieden. Beispielsweise fühlte sich eine Mitarbeiterin an den Tränen einer an ALS erkrankten Patientin schuldig. Durch Supervision und die eigene innere Auseinandersetzung wurde deutlich, dass sie in der weinenden Frau ihre durch ihre Geburt überforderte Mutter sah.

Schuld und Verstrickung

Es gibt in der Sterbebegleitung Situationen, in denen Pflegende das Gefühl haben, sie werden in eine **Schuldkonstellation** des Patienten und seiner Familie „hineingezogen". Dieses **Hineinziehen** zeigt sich darin, dass sie ihre Handlungen innerhalb dieses Familiensystems sehr viel mehr mit Schuld besetzen, als sie es normalerweise tun. Diese Problematik wird in erster Linie dann erlebt, wenn in der Beziehung des Kranken zu seinem familiären Bezugssystem viel Schuld und Unversöhntes lastet. In die ungelösten Konflikte werden Pflegende nur allzu leicht einbezogen, so beispielsweise in unablässigen aus- oder unausgesprochenen Schuldvorwürfen Angehöriger an sie, die übernommen werden, die ihren Grund aber in einem überfordernden Perfektionismus des familiären Systems haben. Um sich dieser Verstrickung bewusst zu werden, brauchen Helfende vor allem Kenntnis darüber, wer sie in **Beziehung zu Schuld und Schuldgefühl** sind (siehe oben). Ist Schuld und Schuldgefühl ein problembesetztes Thema in ihrer Lebensgeschichte, dann geraten sie leichter in die Schuldkonstellation des Kranken und seiner Familie. Sie sollten zudem wissen, wo sie in der **Beziehung zum System** stehen, ob sie also nicht schon längst (ungewollt) Teil des Ganzen und damit einer ungelösten **Schuld-**

Beziehungen

problematik geworden sind. Hierzu bedarf es nicht zuletzt einer **supervisorischen Betreuung,** die kritisch ihren Platz im und gegenüber dem Familiensystem reflektiert.

4   Scham

Im biblischen Schöpfungsmythos heißt es: „Da sah die Frau, dass der Baum gut sei zum Essen und eine Lust zum Anschauen und begehrenswert, um weiser zu werden. Sie nahm von seiner Frucht, aß und gab auch ihrem Manne neben ihr, und auch er aß. Da gingen beider Augen auf, und sie erkannten, dass sie nackt waren. Sie hefteten Feigenlaub zusammen und machten sich Schürzen daraus" (1. Mose 3, 6-7). Mit dem Fehl der Übertretung des göttlichen Gebotes kommt die Scham. Mann und Frau erkennen ihre Nacktheit und sie schämen sich. Doch es ist nicht die Scham allein, die die Erkenntnis mit sich führt. Sehr viel radikaler bricht mit der Erkenntnis auch der Tod ein. „Von dem Baum der Erkenntnis sollst du nicht essen; denn an dem Tag, an dem du davon isst, wirst du des Todes sterben" (1. Mose 2, 17).

Es ist dies ein sehr tiefes, nur schwer fassliches Bild, das einem hier in der biblischen Schöpfungsgeschichte entgegentritt, und in dem Schuld, Scham, Erkenntnis und Tod auf so dichte Weise zusammengeführt sind. Ich versuche, dieses Bild im Hinblick auf die Scham etwas zu konkretisieren.
Scham gehört zum Menschsein, sie gehört zum menschlichen Dasein fundamental. Doch sie fordert, sie fordert radikal mit der Frage: Was ist der Mensch in seiner Nacktheit? Wer ist er, entkleidet von seinen beruflichen, sozialen und gesellschaftlichen Rollen? Wer ist er in seiner „Rollenlosigkeit", ohne Ansehen, Besitz und Macht? Wer, wenn er, auf sein Innerstes zurückgeworfen, sich entblößt und unzulänglich fühlt? Erkennt er sich selbst? Und wo steht die Schuld?
Dies ist die Situation am Ende des Lebens. Auch Kranksein, Sterben und Tod setzt den Menschen dem Eigentlichen in ihm aus. Er ist auf den Kern seines Selbst gestellt. Findet er Halt? Findet er Halt in sich, ja vielleicht in einem Höheren, als er selbst ist?

4.1 Theorie der Scham

Bestimmungen der Scham
In der Scham wird Ohnmacht, Schwäche und Verletzlichkeit erlebt. Der Betroffene fühlt sich aufgedeckt, bloßgestellt, entblößt, und dies meist unerwartet. In Situationen der Scham, besonders in durch Abweisung oder Verachtung verursachter Beschämung (also durch ein Nicht-Angenommensein) fühlt er sich „zu Eis erstarrt", der Existenzberechtigung entzogen, gleich einem „Nichts".
Weil all dies in der Scham so schmerzlich erlebt wird, möchte er sich verbergen (Ziel der Scham), möchte in den Erdboden versinken. Die somatischen Reaktionen von Scham (Erröten, Blässe, Schwindel, Ohnmacht u. a.) verdeutlichen dies.

Merke: In der Scham, dies zeigt die Qualität der in ihr liegenden Erfahrungen, ist der Mensch in besonderer Weise auf sich selbst zurückgeworfen. Die Scham trifft intime und zutiefst verletzliche Seiten seines Selbst.

Definition der Scham (psychoanalytischer Focus)
L. Wurmser schreibt in seinem Buch: „Die Maske der Scham: die Psychoanalyse von Schamaffekten und Schamkonflikten": „Scham ist eindeutig ein affektiver Zustand, entweder kurzlebig oder anhaltend. Sie kann so anhaltend sein, dass sie zu einer affektiven Haltung wird. Eine spezielle Form von Angst ist ein inhärenter (innewohnender) Teil dieses Affekts, aber Scham und Angst können nicht einfach gleichgestellt werden,....

Ich/Ich-Ideal   Wenn Scham die typische stereotype, zwanghafte Qualität eines neurotischen Phänomens annimmt und ohne adäquaten Bezug zur äußeren Realität erscheint, dann ist sie ein Symptom. Darüber hinaus spiegelt Scham, wenn sie gemäß der Strukturtheorie analysiert wird,..., eine **Spannung** zwischen verschiedenartigen strukturellen Elementen wider – zwischen dem **Ich-Ideal** (was man sein möchte) und dem **Ich** (wie man sich wahrnimmt), (und wie andere einen wahrnehmen (Erg. v. m.)).“[38]
Scham kann jedoch nicht nur eine **Diskrepanz von Ich und Ich-Ideal** anzeigen. „Eventuell gewünschte Nähe, die jedoch wegen ihrer Intensität das Ich mit den damit verknüpften Affekten überschwemmt, löst Verlegenheitsreaktionen aus. Großes Lob kann milde Verlegenheit aber auch heftige Schamgefühle bewirken, obwohl erfreulicherweise gerade Ideal (wie man zu sein wünschte) und Ich (wie man sich selbst und wie andere einen wahrnehmen) wenig diskrepant sind.“[39]

---

[38] Wurmser, L.: Die Maske der Scham. Berlin (3., erw. Auflage) 1997, S. 72 f.
[39] Hilgers, M.: Scham. Göttingen 1996, S. 15.

Auslöser der Scham

Übersicht 3: Schamaffekte

„Zu der Gruppe der Schamaffekte zählen Schamempfindungen,
- die bei abbrechenden Kompetenzerfahrungen entstehen (Kompetenzscham);
- Scham, die bei Verletzung der Selbst- und Intimitätsgrenzen wirksam sind, also bei Übergriffen aller Art; (...)
- Scham, die bei aktiver Demütigung von außen erlebt wird;
- Scham, die sich auf die eigene Körperlichkeit oder das (plötzliche) Sichtbarwerden von Selbstanteilen bezieht;
- Scham, die eine Diskrepanz zwischen Selbst und Ideal anzeigt;
- Scham, die eigene Abhängigkeit in Beziehung zu anderen oder umgekehrt das Herausfallen aus Beziehungen, die eigentlich gewünscht sind, anzeigt;
- Scham, die sich auf schuldhaftes Handeln bezieht und von Schuldgefühlen kaum zu trennen ist."[40]

Formen der Scham

Drei Formen der Scham werden unterschieden: der **eigentliche Schamaffekt** (als ein komplexes Reaktionsmuster), die **Schamangst** und das **Schamgefühl** (als „Haltung"). Schamangst entsteht, wenn die Gefahr von Bloßstellung und Zurückweisung (Verachtung) droht. Schamgefühl als „Haltung" ist eine Form des Schutzes gegenüber sich selbst sowie gegenüber anderen. Sie zeigt sich als „Takt, als Diskretion und Bescheidenheit, sie bezeugt sich als sexuelle Scham". „In dem Sinne ist Scham eine unentbehrliche Wächterin der Privatheit und der Innerlichkeit, eine Wächterin, die den Kern unserer Persönlichkeit schützt – unsere intensivsten Gefühle, unseren Sinn der Identität und Integrität und v. a. unsere sexuellen Wünsche, Erlebnisse und Körperteile."[41]

Für alle drei Formen der Scham gilt die Unterscheidung zwischen **Objektpol** und **Subjektpol**. Der **Objektpol** beinhaltet das, **wovor ich mich schäme** (beispielsweise vor fremden Personen, aber auch vor mir selbst). Der **Subjektpol** beinhaltet den Aspekt, **wofür ich mich schäme** (beispielsweise für meinen Kontrollverlust).

Unterscheidung

Objekt-/Subjektpol

Funktionen der Scham

Scham ist nicht nur ein unangenehmes Gefühl, das sich besonders dann einstellt, wenn der Betroffene sich entdeckt fühlt, wenn er in seiner Schwäche gesehen, wenn Persönliches öffentlich wird. Scham hat auch die wichtige **Aufgabe des Schutzes** seiner intimen und verletzlichen Seiten. Sie beschützt dessen Gefühle, dessen inneres Leben. Ihre Funktion ist, schreibt Wurmser, „das Selbst vor übermäßigem Ausgesetztsein- oder Bloßgestelltsein und vor zudringlicher Neugier (zu behüten)". Sie ist „ei-

Schutz/Grenze

---

[40] Ebd., S. 19.
[41] Wurmser, L., a. a. O., S. 74.

ne **Wächterin der inneren Realität**", eine Wächterin des privaten Selbst[42]. In der oben angeführten Form des Schamgefühls als „**Haltung**" spricht sich diese Form des Schutzes aus.

Scham in dieser Funktion hat mit **Grenze** zu tun. Diese Grenze darf von außen nicht überschritten werden. Wird sie es doch, dann fühlt der Beschämte sich verletzt und gekränkt.

> **Merke:** In der **Beschämung** wird sein Selbst verletzt. **Schuld** hingegen bezieht sich v. a. auf das, was dem anderen zugefügt wird.

Erkenntnis

Darüber hinaus hat Scham mit **Erkenntnis** zu tun. Sie hat ein stark **kognitives Moment**, sei es „das Wissen um die **eigene Person**, mögliche **Unzulänglichkeiten** oder **Verfehlungen**, aber auch das Wissen um **körperliche** und **soziale Intimität** sowie die Reflexion darüber, vom anderen gesehen zu werden"[43]. Die **Meinung anderer** kann zu einer kritischeren Sicht und damit zu einer **Korrektur des eigenen Selbstbildes** beitragen.

4.2 Scham in der Palliativpflege

4.2.1 Scham bei Schwerstkranken, Sterbenden und ihren Angehörigen

> **Eingangsbeispiel:** Frau M., Mitte 50, erwacht am Morgen und spürt, dass unkontrolliert etwas Stuhl abgegangen ist. Für Frau M. ist diese Situation überaus unangenehm. Es sei für sie das erste Mal seit dem Beginn ihrer Erkrankung, dass sie die Kontrolle über ihre Ausscheidung verloren habe.
> Die zunehmende Schwäche der Patientin macht es notwendig, sie bei der anschließenden Reinigung im Badezimmer zu unterstützen. Auch diese Erfahrung, bei der Pflege nun auf Hilfe angewiesen zu sein, ist für Frau M. neu und zugleich schwierig.
> In einem nachfolgenden Gespräch kann die Patientin offen über ihr Gefühl der Scham sprechen. Sie sei aufgrund des unkontrollierten Stuhlabganges beschämt. Auch dass sie erkennen müsse, dass ihre Pflegebedürftigkeit zunehme, beschäme sie.

Auslöser

Kontrollverlust und ein zunehmender **Verlust an Selbstständigkeit** sind in der Betreuung schwerstkranker Menschen **charakteristische Auslöser** von Gefühlen der Scham. Doch sie sind nicht die einzigen. Es gibt eine Vielzahl von Situationen, die beim Kranken Scham verursachen können. Die Pflege Schwerstkranker und Sterbender ist auch eine Begleitung in

---

[42] Ebd., S. 124.
[43] Hülshoff, T.: Emotionen. München/ Basel 1999, S. 175.

ihrer Scham, die durch Gefühle der Nacktheit, der Schwäche, der Schutzlosigkeit, der Wertlosigkeit, der Verletzlichkeit etc. ausgelöst wird.

Mögliche Auslöser von Scham bei Kranken

- Scham aufgrund körperlicher Entstellung, beispielsweise bei exulzerierenden Tumoren (besonders im Gesichtsbereich), bei Tumorkachexie, bei Tumormassen im Bauchbereich oder Aszites (eine 70-jährige Patientin sagte, sie sehe aus, als sei sie schwanger; eine andere Patientin wollte ihr Zimmer nicht mehr verlassen, weil sie meinte, sie sehe aus, als trinke sie), bei künstlichem Darmausgang (Anus praeter) u. a.

    Gründe

    Das Schamgefühl kann so weit reichen, dass sich Erkrankte auch bei weit fortgeschrittenem Tumorleiden (beispielsweise im Gesichts- oder Intimbereich) schämen, zum Arzt zu gehen. Sie versuchen über einen möglichst langen Zeitraum, ihre Erkrankung vor der Außenwelt zu verbergen, indem sie sich weitest möglich zurückziehen.
    Zur Scham wegen körperlicher Entstellung gehört auch die Scham aufgrund **ekelerregender Gerüche** (etwa bei eitrigen Wunden), für die sich der Patient schämt.

- Scham aufgrund **Kontrollverlust**
    - von körperlichen Funktionen (Beispiel: Urin- und Stuhllinkontinenz, insbesondere beim ersten Mal, Erbrechen),
    - von Gefühlen (z. B.: Tränen) oder starken affektiven Reaktionen (z. B.: Wut).

- Schamgefühl bei **Nacktheit**; Schamgefühl bei **Pflegemaßnahmen im Intimbereich.**

- Scham bei **gegengeschlechtlicher Betreuung** (vor allem in anderen Kulturen oder Religionen, beispielsweise im Islam).

- Scham wegen **sexueller Phantasien.**

- Scham wegen **Pflegebedürftigkeit** (sich der Abhängigkeit und Bedürftigkeit schämen); Scham, Pflegebedürftigkeit zu zeigen. Häufig haben es gerade männliche Patienten schwer, Hilfe anzunehmen. Besonders das **Zeigen von Gefühlen** ist immer wieder mit ausgeprägtem Schamgefühl belegt, denn es gilt als ein Ausdruck von Schwäche (Beispiel: Weinen).

- Scham der Patienten, eine **Last zu sein**, „so viel Arbeit zu machen" (Scham wegen **Abhängigkeit**).

- **Beschämung des Patienten**, wenn über ihn hinweg ein **Austausch über** konflikthafte Seiten seiner **Persönlichkeit** stattfindet, evtl. verbunden mit Blicken, Gesten und Gebärden der Ablehnung.

- Beschämung des Patienten durch **zudringliche Neugier** im Gespräch...

Mögliche Auslöser von Scham bei Angehörigen

Auslöser Auch die dem Kranken nahe stehenden Personen empfinden vielfach Scham. Diese Scham kann verschiedene **Gründe** haben. Einige seien genannt:

- Scham wegen **Bedürftigkeit** und **Schwäche,**
  - im Zeigen von Gefühlen (Trauer, Wut, Angst etc.),
  - bei der Offenheit im Gespräch.

- Scham aufgrund von **Schuldgefühlen** (Beispiel: Das Versprechen, den Kranken bis zuletzt zuhause zu pflegen, kann nicht gehalten werden).

- Scham aufgrund des **Verhaltens des Kranken** (z. B. aggressiver Ausbruch gegenüber Pflegenden).

- Scham bei **Bloßstellung durch den Kranken** (Beispiel: Der schwer kranke Ehemann beschimpft seine Frau und schlägt um sich).

- Scham bei **abbrechender Kompetenzerfahrung**: die Angehörigen erleben ihre Ohnmacht gegenüber dem Tod, alte Bewältigungsstrategien greifen nicht mehr...

Scham und Regression

Bei schwer kranken Menschen kann vereinzelt ein Nachlassen ihres Schamempfindens wahrgenommen werden. Sie decken sich ab und liegen offen und entblößt im Krankenbett, auch vor für sie fremden Menschen. Die Patienten scheinen in diesen Situationen keine Scham zu erleben.

Entwicklungspsychologie Was sich hier im Krankheitsprozess zeigt, ist ein Zurücktreten hinter die Schranke der Scham. **Entwicklungspsychologisch** kann **Scham** mit dem **Stadium der Analität** in Verbindung gebracht werden. Dies erscheint nach M. Hilgers nahe liegend, „da es sich um einen die Abgrenzung, Eigenständigkeit und Autonomie begleitenden und moderierenden Affekt handelt. Scham entsteht in Maßen oder traumatisierend, wo sich das Kind im Rahmen seiner Autonomieentwicklung mehr und mehr vom bedeutsamen anderen trennt und abgrenzt, eigene Initiativen entwickelt und es mit seinem wachsenden Gefühl für eigene Fähigkeiten und Möglichkeiten voranschreitet und scheitert"[44]. Es ist verständlich, dass Patienten, die bedingt durch ihre **Bettlägerigkeit** einen großen Teil ihrer **Eigenständigkeit** und **Autonomie verloren** haben, in diese **Phase ihrer Entwicklung zurücktreten** können. Sie geht meist mit einem Verlust der Kontrolle über die Ausscheidungen einher.

Abwehr L. Wurmser weist darauf hin, dass „ihrer Funktion nach Scham als **Abwehrhaltung** (als Reaktionsbildung) und **Triebhemmung** gegen zwei Partialtriebe – den **Exhibitionismus** und den **Voyeurismus** (oder Skopophi-

---

[44] Hilgers, M., a. a. O., S. 189.

lie) (dient)"[45]. Wenn Pflegende den Eindruck haben, dass der Patient sich in seiner Nacktheit zeigen will, dass er gefallen möchte, dass er also ein Bewusstsein seiner Nacktheit hat, mit der er sich darstellen möchte, dann ist dies aus einem **Auflösen der Abwehrhaltung** gegen den Exhibitionismus zu begreifen. Dieses Auflösen kann verschiedene Ursachen haben (wenn massiver Missbrauch geschah, können exhibitionistische Tendenzen, aber auch übergroße Schamgefühle erkennbar werden). In der Art und Weise ihres Auftretens ist sie einer **kindlichen Zeigelust** durchaus vergleichbar, mit möglicherweise stark libidinösen Anteilen.

> **Hinweis:** Für Pflegende wird in diesen Situationen ein belastendes Thema berührt. Diese Form des Exhibitionismus kann in ihnen Abwehr und Gefühle von Ekel oder Angst auslösen. Hier ist ein vertrauensvoller Raum des Gesprächs notwendig, in dem nichts tabuisiert werden muss, und in dem sie supervisorisch begleitet werden.

Entkleiden sich Patienten **nahe ihrem Tod**, möchten sie nichts mehr an sich haben, so drückt sich darin ein **archetypisches Bild** aus: „Ich lege alles, was mich belastet, ab. Ich bin bereit." Es ist dies eine Gebärde, wie sie sich in dem Märchen „Die Sterntaler" darstellt. Das kleine Mädchen gibt dort alles ab, um alles zu gewinnen.

Tod

Frühe Beschämungen

Wenn Pflegende schwerstkranke und sterbende Menschen begleiten, werden sie verschiedener Grade und Intensitäten von Scham gewahr. Sie erleben ein natürliches Schamempfinden, etwa im Schutz vor Bloßstellung des Intimbereichs, sie können aber auch ein in seiner Tiefe durch frühe Verletzungen beschämtes Selbst erfahren. (Diese frühen Verletzungen kommen immer wieder auch in der Begleitung Angehöriger zum Ausdruck, beispielsweise im Hass der Tochter auf ihren kranken Vater, der sie in ihrer Kinder- und Jugendzeit schlug). Durch die Krankheit und die mit ihr oftmals einhergehenden körperlichen Entstellungen (exulzerierender Tumor, Tumorkachexie, Infektionen u. a.) widerfährt diesem Selbst eine Potenzierung seiner Beschämung, eine Potenzierung seines **Empfindens schwach, schmutzig** und **defekt** (nach Wurmser die **drei grundsätzlichen Inhaltskategorien der Scham**)[46] zu sein. Zwei ausführliche Beispiele seien hierzu angeführt.

Inhaltskategorien

„Die am leichtesten zugängliche, weitgehend vorbewusste Ebene von Schaminhalten ist eine charakteristische Duplizität, die wahrscheinlich in jedem von uns wohnt, nämlich die Doppelheit wie ich erscheinen möchte und wie ich wirklich bin."[47]

---

[45] Wurmser, L., a. a. O., S. 164.
[46] Ebd.
[47] Ebd., S. 272.

Beispiel: Scham wegen des entzweiten Selbst: Frau C.

Frau C., Mitte 50, ist an einem Tumor im Bauchraum erkrankt. Die Patientin, die von Beruf Lehrerin ist, wirkt strukturiert, geordnet, um Haltung bemüht. In die Zeit ihres Aufenthaltes im Hospiz fallen zwei seelische Einbrüche, in denen Frau C. ihre Gefasstheit nicht mehr aufrechterhalten kann. In diesen Einbrüchen fühlt sie sich verfolgt und betrogen. Sie ruft nach der Polizei. Während der zweiten psychoseähnlichen Phase schlägt sie um sich.

Frau C. beschreibt zu einem späteren Zeitpunkt, aus einem gewissen Abstand heraus, ihr Selbstgefühl damals als ein Sich-selbst-nicht-mehr-Kennen. Sie sei darin anders, als sie von sich wisse. Für Frau C. ist dies eine beschämende Erfahrung, denn sie erlebt eine Diskrepanz zwischen dem, wie sie erscheint und dem, wie sie (auch) ist[48]. Je mehr die Patientin diese ihr fremden Seiten ihrer Persönlichkeit als nicht zu sich gehörend ablehnt, umso größer ist ihre Beschämung.

In einem Gespräch sagt die Patientin, sie habe wegen ihres damaligen Verhaltens Angst, ausgegrenzt zu werden. Sie habe Angst, dass die Beziehung zu den sie Begleitenden durch ihren Kontrollverlust zerstört worden sei. Aus der erlebten Entzweiung entstehen bei Frau C. Strafgedanken im Sinne eines Verlassenwerdens, im Sinne eines Verlustes aufgebauter Beziehungen. Hier wird deutlich, was Wurmser gemeinsam mit Piers und Singer hervorhebt: „Hinter dem Gefühl der Scham steht nicht die Furcht vor Hass, sondern die Furcht vor Verachtung.“[49]

Frau C. erfuhr diese Verachtung in ihrer Kindheit. Die Patientin entstammt einer Alkoholikerfamilie, in der sie viel geschlagen wurde. Sie sagt, sie habe – anders als ihre jüngere Schwester – immer besonders viele Schläge bekommen. Sie habe sich jedoch niemals etwas anmerken lassen, war stets um Kontrolle bemüht. Ihre hervorbrechende Wut erscheint als eine archaische, gegen früh erlittene Zurückweisungen durch ihre Eltern. Die Grenzsituation des nahenden Sterbens lässt diesen Konflikt noch einmal unabweislich als ein verzweifeltes Rufen nach Schutz, als ein Sichwehren gegen tief reichende, frühe Beschämungen in Erscheinung treten.

Beispiel: Herr T.

Herr T. ist ein etwa 55-jähriger Patient und an einem Prostatakarzinom erkrankt. Herr T. ist verheiratet, hat jedoch keine Kinder. Mir zeigt sich in der Beziehung zu seiner Frau ein gewachsenes, tief reichendes Vertrauen.

---

[48] Diese Diskrepanz zeigt sich auch auf körperlicher Ebene. Frau C. ist beschämt wegen ihres dicken, harten Bauches (Tumormassen im Bauchraum) bei gleichzeitiger Tumorkachexie. Die Patientin zeigt mir (um ein anderes Bild von ihr zu erhalten) Fotografien aus guten Tagen bis zu der Zeit der Chemotherapie.

[49] Wurmser, L., a. a. O., S. 142.

Herr T. liebt das lange Gespräch, in dem es vor allem um geisteswissenschaftliche Themen geht, in dem aber stets auch Persönliches, im Besonderen die Auseinandersetzung mit Sterben und Tod thematisiert wird. Bei den zahlreichen Gesprächen entsteht in mir das Gefühl, einen in seiner Lebensgeschichte vielfach beschämten Menschen zu begleiten, ohne dass diese Beschämungen jedoch ausgesprochen worden wären. Ich habe den Eindruck, dass sich mir **verhüllt** ein vielfach verletztes Leben zeigt.

Herr T., der noch einmal für 14 Tage nach Hause gehen kann, kehrt nach dieser Zeit (neben einer deutlichen physischen Verschlechterung) auch psychisch stark verändert auf die Palliativstation zurück. Die Art des gegenseitigen Austausches, wie noch während des ersten Aufenthaltes, ist nicht mehr möglich. Stattdessen tritt eine hohe Anspannung in den Vordergrund, die auf einer großen inneren Wut zu gründen scheint. Diese Wut, die von Herrn T. nicht ausagiert werden kann, die gegenwärtig ist und doch verschlossen, macht mich in ihrer Intensität und Bedrohlichkeit hilflos. Ich bitte die Ehefrau des Patienten um ein Gespräch, in dem ich meine Hilflosigkeit verbalisiere. Ich frage Frau T., ob diese spürbare Wut, die Herrn T. bedrängt, nicht in einer frühen seelischen Verwundung ihren Ursprung hat. In der sich anschließenden wie auch in späteren Unterredungen erfahre ich einige wichtige Stationen seines Lebens. In ihnen zeigt sich vielfach die Scham.

Traumatisierung in der Kindheit: Herr T. wurde in der Kindheit von seinem Vater geschlagen. Diese frühen Verletzungen verschwieg der Patient auch gegenüber seiner Frau. Erst über einen Onkel erfuhr diese von den Gewalterfahrungen ihres Mannes.

Frühe Beschämungen

Scham gegenüber sich selbst und gegenüber anderen: Herr T. fand keine Anstellung als promovierter Geisteswissenschaftler (eine Beschäftigung als Mitarbeiter in einer Behörde wurde zugunsten eines Studiums aufgegeben). Nach der ersten Zeit der Arbeitslosigkeit konnten spätere Beschäftigungsangebote nicht mehr angenommen werden.

Soziale Scham: Die Situation der Arbeitslosigkeit hatte einen Rückzug von den jeweiligen Familien, im Besonderen der Familie seiner Ehefrau zur Folge. Letztere (Familie) wollte einen starken, tatkräftigen, für den Unterhalt sorgenden Ehemann. Das Ehepaar T. zog sich immer mehr von Freunden zurück.

Scham vor/wegen Bedürftigkeit: Herr T. lehnte es lange Zeit ab, zum Arzt zu gehen. Zu groß wäre das Gefühl der Beschämung, nach dem Verlust des beruflichen nun auch den häuslichen Bereich, um den sich Herr T. kümmerte (Frau T. war berufstätig und verdiente den Unterhalt), durch Krankheit zu verlieren.

Verletzung/Kränkung

„Ihrem Inhalt nach ist die ursprünglichste Scham der Schmerz des Gefühls, ungeliebt und liebesunwert zu sein, das auf ein sehr frühes Trauma zurückgeht und in vielen spezifischen Schaminhalten wieder auftaucht: Schwäche, Defekt,... und Unterliegen im Wettstreit."[50] In der Gewalt durch seinen Vater findet eine **Verwundung des kindlichen Selbst** statt, das sich darin als nicht geliebt, weil nicht vom Vater angenommen, fühlt. Diese Erschütterung bildet – verstärkt durch weitere **Kränkungen in seinem Leben** – einen Boden, so scheint mir, der in der letzten Lebensphase von Herrn T. in seiner ganzen Brüchigkeit zur Erscheinung kommt. Durch diese Brüchigkeit drohte eine **ohnmächtige Wut** zu schlagen, die sich wohl nur durch die Gegenkraft zur Scham, nämlich die **liebende Annahme** seiner Ehefrau, keinen Raum nahm.

4.2.1.1 Möglichkeiten des Umgangs und der Stützung

> „Echtes Hinausgehen über die Scham
> – ihre Transzendenz –
> geschieht durch die Liebe."[51]

Erste Schritte

„Dein Ort ist, wo Augen dich ansehen": der Blick in Annahme und Wärme

> „Dein Ort ist
> wo Augen dich ansehen.
> Wo sich die Augen treffen
> entstehst du.
>
> Es gibt dich
> weil Augen dich wollen,
> dich ansehen und sagen
> dass es dich gibt."
>
> H. Domin

Grundhaltung

Eine der **Grundhaltungen** in der **Palliativpflege** ist es, dem Kranken und seiner Familie in **Annahme** und **Wertschätzung** zu begegnen. Ihnen sollte das Gefühl gegeben werden, willkommen zu sein, Platz zu haben für all das, was an Schwerem auf ihnen lastet. Aus dem Gedicht von H. Domin ist zu erkennen, welche Bedeutung dabei den **Augen** der Begleitenden zukommt: „Dein Ort ist, wo Augen dich ansehen." Dort also, wo sie den anderen **ansehen**, wo sie sich nicht abwenden, sondern ihn wahrnehmen, dort ist **seine Stätte**. „Wo sich die Augen treffen", wo sich die Blicke berühren, dort gibt es ihn. Und ihre Augen lassen ihn erstehen, weil sie ihn bejahen. („Es gibt dich, weil Augen dich wollen"), und sie bejahen sein Dasein, so wie es ist.

---

[50] Ebd., S. 164.
[51] Ebd., S. 485.

Die **Emotion Scham** hat viel mit **visuellem Verhalten** zu tun. **Nicht wahr-genommen** zu werden, aber auch „**durchbohrend**" **wahrgenommen** zu werden, **beschämt**. Blicke können eisig, ablehnend, entwertend etc. sein. In der Scham kann der sich Schämende fühlen, dass „tausend Augen" auf ihm ruhen[52].

Visuelles Verhalten

Die **Augen**, der **Blick** haben in der Begleitung der Patienten und ihrer Familien eine hohe „**Wirkmächtigkeit**". Um diese Wirkmächtigkeit und um die Bedeutung, die im **Erblicken** und im **Erblicktwerden** liegt, wird es in den nachstehenden Überlegungen gehen.

Die Macht des Blickes

Die Augen der Begleitenden sehen viel. Sie sehen den körperlichen Verfall eines Menschen, seine körperlichen Entstellungen. Sie nehmen seine **Schwäche** und **Ohnmacht** wahr und seine **Bedürftigkeit**. Die Augen der Begleitenden sehen das sonst **Verborgene**, und sie sehen es in der Bandbreite zwischen **stillem Einverständnis** und **lauter Gegenwehr**, zwischen Willkommenheißen und Sich-ausgeliefert-Fühlen. Sie berühren nicht körperlich, und doch sind sie wirkmächtig. Die Blicke ihrer Augen treffen die **Seele des Kranken**, die in dem Erblicktsein **Wertschätzung**, doch auch Bloßstellung empfinden kann. Eine an das Krankenbett gebundene Patientin verschloss immer dann ihre Augen, wenn ein Betreuender an ihr Bett herantrat. Auch während des Gespräches mit ihr wurde durch die Patientin kein Blickkontakt gesucht. (Auf meine Frage, warum sie sich so verhalte, erhielt ich die Antwort: „Ich will nicht sehen, nicht hören".) Die Patientin wollte nicht sehen und auch nicht gesehen werden, so, als ertrage sie die auf ihr ruhenden Blicke nicht. Gesehenwerden, so scheint es, hatte für sie die Bedeutung des Bloßgestelltseins. Nicht hinsehen (und damit sich zu verstecken suchen) war Ausdruck von Scham, die die Grenze zu ihrem Inneren zu bewahren suchte.

Wahrnehmung

> **Merke:** Ganz allgemein kann die Kontinuität der Beobachtung, wie sie im klinischen Bereich gegeben ist, beim Patienten und seinen Angehörigen ein Gefühl immer währender Kontrolle hervorrufen. Der Eindruck, dass alles, also auch Persönlichstes innerhalb des therapeutischen Teams weitergegeben wird, kann ein Gefühl des Unbehagens und der Scham auslösen.

Die Macht des Blickes zeigt sich auch in einem „Starren" auf den Sterbenden, der ja selbst diesem Blick vielleicht nicht mehr ausweichen kann. Dieses Blicken gleicht einem Fixieren, einem Bannen des Kranken, das kein Sichlösen erlaubt.

---

[52] Im Rahmen einer psychoanalytischen Betrachtungsweise von Scham kommt dem Visuellen eine ebenso große Bedeutung zu. Scham dient ihrer Funktion nach „als Abwehrhaltung (als Reaktionsbildung)... (gegen) den Exhibitionismus und den Voyeurismus (oder Skopophilie)" (Ebd., S. 164), also gegen den Wunsch, sich zu zeigen und zu sehen.

Die Bedeutung von Sehen und Gesehenwerden

Das Problem, dass das Gesehenwerden darstellen kann, findet in Jean-Paul Sartre's Hauptwerk „Das Sein und das Nichts" eine ausführliche Darstellung. Im Abschnitt „Der Blick" (le regard) analysiert Sartre das Geschehen des Sehens und Gesehenwerdens. Ich will mich zunächst auf die Frage nach dem Erblicktwerden beschränken.

Erblicktwerden

„Was ist das Entscheidende beim **Erblicktwerden**? Der Blick des anderen ruht abstandslos auf mir, zugleich hält er mich in einem bestimmten Abstand von sich. Ich fühle seinen Blick auf mir ruhen, zugleich bin ich ihm ausgeliefert. Indem ich mich erblickt weiß, sehe ich nicht auf den anderen, ist meine Intention nicht auf den anderen gerichtet, sondern auf mich selbst, sofern ich eben dem Blick des anderen ausgesetzt bin."[53]

„Meine Möglichkeiten des Seins und die ihnen entsprechenden Entbergungen des Seienden verwandeln sich unter dem Blick des anderen. Ich erfahre sie nun als Möglichkeiten, die vom anderen aufgehoben werden können. Ja, der andere selbst erscheint mir als derjenige, der mir auflauert, darauf aus ist, meine Möglichkeiten zu zerstören, um über mich verfügen zu können. (...). So wird meine Beziehung zum anderen eine Furcht vor ihm, da er meine Welt ständig bedroht... **Erblicktwerden heißt, sich als unbekanntes Objekt unerkennbarer Beurteilungen erfassen**"[54].

Durch den Blick des Begleitenden erfährt der Erblickte also dreierlei: ein Verwiesensein auf sich selbst, eine Furcht vor Verlust seiner Möglichkeiten und ein Erleben seiner selbst als Objekt. Diese drei Faktoren machen deutlich, warum von einer „**Macht des Blickes**" gesprochen werden darf. Sie zeigt, dass der Blick der Begleitenden nicht ein sich an der Oberfläche bewegendes Phänomen ist, sondern eine in der Begegnung mit dem Kranken und seinem familiären Bezugssystem weit reichende Größe darstellt.

Umschlag

Bleibt nun aber dieses Gefühl des Augeliefertseins und Objektseins im Angeblicktwerden oder erfolgt ein Umschlag? Es erfolgt ein **Umschlag**. Dieser tritt dadurch ein, dass „ich mich dem Erblicktwerden entziehe, dass ich mich aus der Abhängigkeit vom anderen losreiße, dass ich meine **Transzendenz** (also die Möglichkeit des Überstiegs zu meinen Möglichkeiten) zurückgewinne"[55]. Ich selbst werde wieder zu dem, der anblickt, zum **erblickenden Subjekt**. Da zunehmende **Pflegebedürftigkeit** ein **verstärktes Abhängigsein** bedeutet, ist es gerade für den kranken Menschen umso wichtiger, dieser **Wendung von passiv zu aktiv, von Gesehenwerden zu Sehen** gewahr zu werden. Der Kranke blickt dann (aktiv) an, und in diesem Anblicken nimmt er die ihn begleitenden Menschen wahr, sieht er in ihre Augen und erkennt in ihrem Blick ihr Dasein gegenüber seiner Situation. Es entstehen „**Augen-Blicke**" der Begegnung, die sich im Wechselspiel von Sehen und Gesehenwerden, von Erblicken und Er-

---

[53] Biemel, W.: Jean-Paul Sartre. Reinbek bei Hamburg 1989, S. 46.
[54] Ebd., S. 48 f.
[55] Ebd., S. 49.

blicktwerden, von Subjektsein und Objektsein vollziehen. S. Tomkins schreibt: „Die Wechselbeziehung zwischen den Augen ist die intimste Beziehung, die zwischen den Menschen möglich ist."[56]

Ich sehe den Patienten und die ihm nahe stehenden Menschen an – und sie sehen mich an. Dann ist es gut, wenn in meinen Augen ein Willkommen heißender, liebevoller Blick wohnt, ein Blick, der ihnen das Gefühl von Annahme und Wärme gibt. Sartre's dunkles Bild des anderen im Angeblicktwerden[57] gilt es damit zu ergänzen. Der andere ist nicht nur der, der meine Möglichkeiten zerstört, sondern er ist auch der, der meine Sehnsucht nach Annahme und Sicherheit aufzunehmen vermag. Der Kranke, der sich von den mitfühlenden und wertschätzenden Augen des Begleitenden wahrgenommen weiß, wird diese andere Qualität des Angeblicktwerdens spüren.

Die Frage nach dem Schamerleben
Zu fragen ist: Wie wirken Patient und Angehörige in ihrem körperlichen und seelischen Ausdruck? Wirken sie verlegen, scheu und leicht verletzlich? Gibt es etwas, das sie beschämt? Eine vertrauensvolle, einfühlende und nicht wertende Beziehung, eine Beziehung, die in ihren „Augen-Blicken" Annahme und Wärme vermittelt, ermöglicht es den Menschen, sich der Scham, die sie empfinden, zu öffnen. Sie kann die Scham vor ihrer Entstehung nehmen und damit das Belastende von verschwiegener oder unterdrückter Scham.

Benennung der Scham
Vielleicht gelingt es, bestehene Schamgefühle klarer zu benennen. Wie äußert sich die Scham? Was ist ihre Ursache? Wofür und wovor schämt sich der Betroffene? Gibt es Möglichkeiten der Entlastung?

> **Spezieller Pflegehinweis:** Spüren Pflegende, dass Scham aktuell erlebt wird und doch nicht ausgesprochen werden kann, ist es sinnvoll, behutsam nachzufragen; so wurde beispielsweise der Wunsch einer Patientin deutlich, von einer weiblichen Pflegekraft gewaschen zu werden.

Wer ist der Kranke und sein familiäres Bezugssystem hinsichtlich der Scham?
- Kann über Scham gesprochen werden oder wird versucht, diese zu verbergen? Werden Gefühle allgemein zugelassen? Wie wird ihnen Ausdruck verliehen?

---

[56] Wurmser, L., a. a. O., S. 264.

[57] "Das Angeblicktwerden ist – Beurteiltwerden. Der Blick des anderen ist ein Richter. Das ist eine für Sartre entscheidende Deutung des Mitmenschen. Der Bezug zu meinem Mitmenschen ist der eines ständigen Beurteiltwerdens". Biemel, W., a. a. O., S. 47.

- Ist Scham in der Biografie des Patienten konfliktbesetzt? Kennt er Zurückweisung und Entwertung, auch in jüngerer Vergangenheit (Beispiel: unwürdige Vermittlung der Diagnose)? Welchen Umgang hat er damit gefunden?

Familienregeln
- Ist Scham ein Thema in der Familie? M. A. Fossum und M. J. Mason sprechen von **acht Familienregeln**, die in einem schamdominierenden System charakteristisch sind: **Kontrolle** (jedes Verhalten muss unter Kontrolle sein), **Perfektion, Schuldzuweisung, Verleugnung** (Gefühle sind zu verleugnen, insbesondere negative), **Unzuverlässigkeit** (Beziehungen gelten als unzuverlässig und nicht konstant), **Nichtvollenden** (Lösungen sollten vermieden werden), **sprich nicht offen** über negative Verhaltensweisen, **Verschleiern**[58]. Wie wird versucht, diese Regeln am Krankenbett aufrechtzuerhalten?
- Gibt es Familiengeheimnisse? Gibt es ein Erbe der Scham (generationenübergreifend)?

4.2.1.2 Weitere Schritte und Möglichkeiten des Umgangs

Achtung des Schamempfindens

Grenze
Scham ist eine „unentbehrliche Wächterin der Privatheit und der Innerlichkeit, eine Wächterin, die den Kern der Persönlichkeit schützt"[59]. Scham in ihrer Funktion als „Wächterin" hat also mit Grenze zu tun. Eine gewisse **Grenze** darf von außen nicht übertreten werden. Gerade helfende Berufe, die immer in Gefahr sind, durch die Schwäche des anderen Macht zu missbrauchen, müssen auf diese Grenze besonders bedacht sein. Das **Verletzen der Intimsphäre** eines Menschen **bedeutet** eine **Beschämung**, die **Gefühle von Hilflosigkeit, Ohnmacht** und **Wut** erzeugt.

> **Spezieller Pflegehinweis:** Krank und in einer stationären Einrichtung zu sein, bedeutet den Verlust eines großen Teiles der Privatheit. Immer, wenn Helfende gefährdet sind, Bloßstellungen zu erzeugen (beispielsweise im unbedachten Wegziehen der Bettdecke für die Intimpflege oder im neugierigen und unbedachten Nachfragen bzgl. der Lebensgeschichte), haben sie – auch bei solider und konfliktfreier Selbstwertschätzung des Kranken, die je größer, desto weniger Bloßstellung und daher Scham befürchten lässt[60], – innezuhalten, um sich der Achtung vor dem Schamempfinden zu erinnern. Sie sollten stets auch die Wirkung ihres Blickes, in gleicher Weise die ihrer Worte, ihrer Stimme, ihrer Gebärden und Berührungen und die in ihnen wohnenden Gefährdungen zur Beschämung mit bedenken.

---

[58] Fossum, M. A./ Mason, M. J.: Aber keiner darfs erfahren. München 1992, S. 117 f.
[59] Wurmser, L., a. a. O., S. 74.
[60] Ebd., S. 77.

Umgang mit frühen Beschämungen: „Ich will, dass du da bist, so wie du bist"

In den Schilderungen von Frau C. und Herrn T. wird deutlich, wie wichtig im Umgang mit frühen Beschämungen **Annahme** und **Vertrauen** sind. Frau C. befürchtete nach ihrem Kontrollverlust einen Ausschluss aus der Stationsgemeinschaft. Sie fürchtete sich vor Abwendung und Verachtung. Diese Angst von Frau C. galt es durch vorbehaltlose und nicht an Bedingungen geknüpfte Annahme ihrer Persönlichkeit aufzunehmen und zu lösen.

Annahme/Vertrauen

Den anderen in seinen erlittenen Beschämungen anzunehmen, heißt seine Gefühle von Abhängigkeit, Ohnmacht, Schwäche und Unwertsein zu achten und ihm das Gefühl liebender Annahme entgegenzubringen. Hieraus kann sich ein **Vertrauen** entwickeln, das die **Beziehung stärkt** und die Furcht vor Bloßstellung geringer werden lässt. Dieses Vertrauen, das nicht missbraucht, das nicht verachtet, sondern annimmt, ermöglicht wieder **Offenheit** und das **Zeigen von Verletzlichkeit**.

„Wenn die Türen der Kommunikation (in Wort, Gebärde, Blick und Berührung (Erg. v. m.)) wieder und wieder geschlossen werden müssen, weil etwas, das im Vertrauen aus der Hand gegeben wurde, zu einer Waffe umgeschmiedet und plötzlich in die verletzlichsten Stellen gestoßen wird, dann verkümmert die Liebe und vermag schließlich nicht zu überleben."[61] Scham ist „die Nachtseite der Liebe". „Wenn die Liebe durch Macht verfinstert wird, dann verdüstern die dunklen Farben der Scham das Leben."[62]

Im Umgang mit Scham, gerade dann, wenn sie durch frühe Verletzungen verursacht worden ist, wird diese Liebe für den anderen das Herzstück stützender Haltung und helfenden Tuns. In ihr drückt sich aus: „Ich will, dass du da bist, so wie du bist." Damit wird der Scham in ihrer tiefsten Schicht entgegnet: dem Gefühl des „Liebesunwertes"[63].

Spezieller Pflegehinweis: Wie schwer die Achtung des anderen in seiner Ohnmacht und Schwäche sein kann, wird deutlich, wenn Pflegende an der Grenze ihrer Belastbarkeit stehen[64]; so beispielsweise, wenn ein Patient in kurzer Zeit mehrere Male nacheinander eingekotet oder erbrochen hat, das Bett daher wieder und wieder neu zu beziehen ist. Es steigen dann Gefühle von Ekel und Ärger auf, die sich in entsprechenden Gebärden, in entsetzten Blicken oder eisigem Schweigen widerspiegeln.

Familiengeheimnisse

Die Betreuung Sterbender und ihrer Familien kommt vereinzelt mit Familiengeheimnissen in Berührung. Wie problematisch dies für das begleitende Team sein kann, zeigt folgendes Beispiel:

---

[61] Ebd., S. 485.
[62] Ebd., S. 487.
[63] Ebd., S. 158.
[64] Diese Grenze kann uns wiederum beschämen.

Beispiel: Ein an AIDS erkrankter, etwa 60-jähriger Patient hat zwei erwachsene Töchter aus erster Ehe. Diese Ehe wurde durch eine homosexuelle Beziehung, innerhalb derer er sich infizierte, geschieden. Die letzten Jahre lebte er mit seiner Lebensgefährtin zusammen.
Patient und Lebensgefährtin wollen nicht, dass die Töchter, die die letzten Lebenstage bei ihrem Vater sind, von der Diagnose erfahren. Da dieses Anliegen in rigoristischer Form vertreten wird (zu groß ist die zugrunde liegende Scham), sehen wir keine Möglichkeit einer Veränderung. Wir fühlen uns dadurch als Mitspieler von Verhältnissen, die unwahr sind. Gerade, wenn sich die besorgten Töchter nach dem Grund der gravierenden Verschlechterung des Gesundheitszustandes ihres Vaters erkundigen, erleben wir uns an der Grenze unserer Würde.

Hinweis: Wenn Begleitende mit Familiengeheimnissen in Kontakt kommen, erfahren sie, dass sie in der Regel das System Familie so zu akzeptieren haben, wie es ist. Aufgrund dieser Situation ist es umso wichtiger, dass sie im therapeutischen Team, in der Supervision oder in einer Balint-Gruppe einen Austausch darüber haben, wie es ihnen selbst im Umgang mit diesen Geheimnissen geht und welches Verhalten weiterhin notwendig ist.

Dem Schamgefühl in Zärtlichkeit antworten
Menschen, die sich durch ihre Krankheit und die mit ihr einhergehenden Symptome wertlos und schwach fühlen, werden Zuwendung als tiefen Trost empfinden. Diese Zuwendung kann auch körperlich sein, beispielsweise zartes Berühren, Streicheln, die Hand halten oder Einreibungen (evtl. mit einem Öl ihrer Wahl, mit einem Duft, den sie mögen und der sie stärkt).

Spezieller Pflegehinweis: Bei körperlicher Zuwendung kommen Helfende den Menschen sehr nahe. Daher müssen sie stets sicher sein, dass sie die Schamgrenze des Patienten nicht überschreiten. Ihre Maßnahmen setzen sein Einverständnis voraus.

4.2.2 Scham bei Pflegenden

Auslöser Scham im täglichen Miteinander ist etwas Vertrautes; so zum Beispiel die **Verlegenheit** bei einem Lob oder aufgrund eines versehentlichen Versprechers. **Fehler**, die begangen werden, können einen vor sich selbst schämen lassen. Werden sie aufgedeckt, fühlt man sich vor den anderen beschämt. Die Scham wird umso größer sein, je höher der Anspruch an sich selbst ist, keine Fehler zu machen. Die Scham entsteht damit aus einer **Spannung zwischen Ich und Ich-Ideal**.
Scham wird auch durch **Grenzüberschreitungen** ausgelöst, dann also, wenn die Grenze des privaten Selbst übertreten wird. Dies geschieht bei-

spielsweise durch **Beschimpfungen, Bloßstellungen** oder **körperliche Gewalt**.

Für Menschen in helfenden Berufen ist es häufig schwierig, Bedürftigkeit und Schwäche zu zeigen. Verstärkt wird dies durch die **Rollenerwartung**, die andere (und auch sie selbst) an sich haben: immer freundlich, stark und belastbar zu sein. Diese Rollenerwartung erhöht die Schwelle, auch Schwächen zuzulassen und ihrer Hilflosigkeit Ausdruck zu geben. Je höher diese Schwelle ist, umso größer wird ihr Schamgefühl sein, wenn sie sich unvermittelt Raum verschafft.

Welche Möglichkeiten haben sie nun, mit ihren eigenen Schamgefühlen umzugehen? Welche Schritte sind denkbar?

Pflegepersonal

4.2.2.1   Möglichkeiten des Umgangs

Erste Schritte

Schamgefühle wahrnehmen
Schamgefühle nicht zu unterdrücken, sondern sie wahrzunehmen und in ihrer Bedeutung anzuerkennen, ist durch das mit ihnen einhergehende Erleben von Ohnmacht, Schwäche und Verletzlichkeit ein schmerzlicher Prozess, dem sich nicht gerne gestellt wird. **Scham verrät** viel über das, was der **Mensch von sich erwartet**. Sie zeigt oftmals ernüchternd, wie groß die **Diskrepanz zwischen Selbst und Ideal** ist.

Erwartung

Situationsanalyse, Benennung
Stehen Pflegende in einem gewissen Abstand zur schamauslösenden Situation, ist es konstruktiv, sich dieser noch einmal zu öffnen (in unmittelbarer Betroffenheit wird die Emotionskontrolle im Vordergrund stehen). Wodurch wurde meine Scham ausgelöst? Wovor schäme ich mich (vor mir selbst, vor anderen)? Wofür schäme ich mich (Beispiel: Kompetenzverlust)? Was ist der wirkliche Grund meiner Scham (Beispiel: Grenzüberschreitung)? Entspricht die Stärke meiner Scham dem Anlass? Wenn nicht, wurde möglicherweise eine alte Wunde (beispielsweise der Entwertung) in mir berührt?
Die Beantwortung dieser Fragen ist zugleich eine **Benennung** und **Konkretisierung** der Scham, die entlastend wirkt. Unter Einbeziehung der Überlegungen: „Wer bin ich in Bezug auf die Scham?" helfen sie, die konkrete Schamerfahrung **transparenter** werden zu lassen, um so etwas **von ihrer Schwere zu nehmen**.

Transparenz

Wer bin ich in Beziehung zur Scham?
Zur Klärung dieses Sachverhaltes sind folgende Fragen von Bedeutung:
• Wie äußern sich bei mir Schamgefühle? Wie verhalte ich mich, wenn ich mich schäme? Kann ich diese Scham zeigen? Kann ich allgemein Gefühle zeigen oder muss ich sie verbergen?

- Wie groß sind meine Erwartungen an mich selbst? Kann ich mir Hilfs-bedürftigkeit, kann ich mir Fehler und Schwächen zugestehen?
- Wie sehr brauche ich das Lob und die Anerkennung anderer? Wie geht es mir, wenn ich diese nicht bekomme?
- Wurden Selbstständigkeit, Kreativität und Selbstentwicklung von den Eltern gefördert oder wurden sie behindert?
- Habe ich häufig Angst, bloßgestellt und entwertet zu werden (Scham-angst)? Kenne ich diese Angst vor Verletzungen und Beschämungen aus meiner Lebensgeschichte?

4.2.2.2 Weitere Schritte und Möglichkeiten des Umgangs

Offenes Aussprechen und vertrauensvolles Gespräch
Werden Helfende durch Grenzüberschreitungen wie zudringliche Neu-gier oder verbale Attacken bloßgestellt, dann ist es wichtig, diese Über-tretung offen anzusprechen. Ein Gespräch mit einer Kollegin oder einem Kollegen des Vertrauens stützt sie in der unmittelbaren Betroffenheit und lässt sie das Geschehen noch einmal mit anderen Augen sehen.

Hinterfragen des Ich-Ideals
Selbstkritik | Schamgefühle zu reflektieren kann heißen, die **Diskrepanz zwischen Ich und Ich-Ideal** zu reflektieren. Dies ist nicht immer einfach, denn die oft-mals hohen Ideale **kritisch** zu **hinterfragen**, ist ein beschwerlicher Schritt. Er ermöglicht jedoch, eigene Erwartungen an sich in einen realistischeren Rahmen zu stellen und **sich so anzuerkennen, wie man ist.** Die **Meinung anderer** kann dabei zu einer **kritischeren Sicht des eigenen Selbstbildes** beitragen.

Zwei Beispiele
Ich führe abschließend zwei Beispiele aus der Praxis des Umgangs mit Schamerfahrungen an. In beiden kommt für eine Bewältigung der Scham die Wichtigkeit des vertrauensvollen Gespräches mit einer Kollegin oder einem Kollegen zum Ausdruck. Im ersten Beispiel zeigt sich darüber hi-naus die Bedeutung der Möglichkeit des Alleineseins und Zu-sich-Kom-mens durch einen zeitlich begrenzten Rückzug wie auch die Wichtigkeit einer evtl. notwendigen, weiter gehenden Auseinandersetzung. Das zwei-te Beispiel ist zudem eine Ergänzung des bisher zur Theorie und Praxis der Scham Gesagten.

Beispiel 1: Beschämung durch eine Patientin: der Schmerz der Bloß-stellung
Der schlechte Hautzustand einer Patientin macht es erforderlich, diese auf eine Luftkammermatraze umzubetten. Vier Mitarbeiter übernehmen diesen Transfer, wobei eine Mitarbeiterin an der für die Kranke überaus schmerzhaften Hüfte anfassen muss. Nach dem Transfer (die Patientin war damit einverstanden) wird der Oberkör-

per hochgelagert. Hierbei liegt der Kopf der Patientin „am Herzen" der Mitarbeiterin, die die schmerzhafte Hüfte berührt. Die Patientin sagt in dieser Situation vor allen Umstehenden: „A. (Name der Mitarbeiterin), du bist sehr grob." Sie fühlte sich, so sagt sie später, wie „vom Blitz getroffen" („ein Schlag"). Sie wäre am liebsten „vom Erdboden verschwunden". Die Kollegin muss danach weinen.

Die Mitarbeiterin A. erfährt in diesem Vorwurf, der erschwerend das persönliche „Du" verwendet (beachte auch das „am Herzen liegen"), und der zudem in der „Öffentlichkeit" der anderen Kolleginnen ausgesprochen wird, eine Bloßstellung vor diesen (sie verhalten sich verständnisvoll gegenüber ihrer Kollegin) und eine tiefe Beschämung ihrer selbst. Sie reagiert auf diese Beschämung stark emotional (Tränen, Sehnsucht nach Verschwinden (Rückzug)).

Umgang

Die Kollegin zieht sich zunächst für 15 Minuten in die stationseigene Kapelle zurück. Nach diesem **Alleinesein** und **Zu-sich-Kommen** sucht sie das **Gespräch** und den Austausch mit den anwesenden Mitarbeitern. Dabei wird auch der mögliche **Hintergrund** für diese **verbale Beschämung thematisiert** (die Patientin hatte die Nacht in kaum zu lindernder Todesangst verbracht; das Umbetten wurde dann zu einer übergroßen Stressbelastung, die sich in aggressiven Worten Ausdruck verschaffte). Wichtiger noch ist aber für die Kollegin die **Auseinandersetzung** mit der Frage danach, **warum** sie in dieser Situation **emotional so stark** reagierte, warum sie dies nicht leichter aufnehmen konnte. Im Nachdenken über die Struktur der Scham wird deutlich, dass in ihr eine **alte Wunde** getroffen worden ist: Jemand liegt ihr am Herzen, jemand spricht sie mit ihrem Vornamen an (Vertrauensverhältnis), und doch wird sie weggestoßen. Die tiefere Auseinandersetzung mit dieser Verletzung erfährt die Kollegin im Nachhinein als eine wichtige Erfahrung, die ihr – durch die dunkle Emotion der Scham hindurch – ein **Fenster zu ihrer Persönlichkeit öffnete**.

Problemlösung

> **Beispiel 2:** Scham über einen erneuten Fehler: die Spannung zwischen Ich und Ich-Ideal
>
> Das Reaktionsmuster der Scham ist, so Wurmser, ein strukturierter, affektiv-kognitiver Komplex, der verschiedene Strukturelemente in sich birgt: „eine Reihe von Erwartungen, eine Reihe von beurteilten Aspekten, die Funktionen des Vergleichs, der Kritik, der Strafe und der Sühne, Schamangst und vorbeugende Maßnahmen"[65]. Sie sind „**Mikrostrukturen** dieses Affekts", in die „große Strukturen, besonders das Über-Ich… verwoben sind"[66]. Folgendes Beispiel soll diese Komplexität der Schamreaktion aufzeigen.

---

[65] Wurmser, L., a. a. O., S. 149.
[66] Ebd., S. 130.

Frau G. ist Krankenschwester auf einer Palliativstation. Der Spätdienst verläuft hektisch. Frau G., die überlastet und müde ist, gibt bei der letzten Arzneimittelgabe vor dem Schichtwechsel versehentlich einem Patienten ein falsches Medikament. Erst vor wenigen Tagen unterlief ihr ein ähnlicher Fehler.

Als sie ihren Irrtum bemerkt, fühlt sie sich wie erstarrt. Sie schämt sich zutiefst wegen ihres nun wiederholt vorkommenden, unkorrekten Arbeitens (beurteilter Aspekt; „erlebtes Selbst"). Ihre Scham ist umso größer, als Frau G. sich nur schwer Fehler zugestehen kann. Sie erwartet von sich stets ein hohes Maß an Perfektion. Dieser Anspruch an sich (Helfer-Ideal; „ideales Selbst") beurteilt das „reale", das erlebte Selbst. Frau G. nimmt im beobachtenden Vergleich die **Diskrepanz beider Selbstaspekte** wahr und übt aufgrund dieser Diskrepanz **Kritik an sich**: „Ich bin einfach nicht in der Lage, fehlerlos zu arbeiten." Eine Strafphantasie wird in ihr laut: „Ich sollte wohl besser kündigen."

Neben dieser Strafphantasie spürt sie zugleich den Wunsch in sich, ihre fehlerhafte Handlung offen zu bekennen: vor dem Patienten, vor den Kollegen und vor dem Arzt. Zugleich aber möchte sie sich verstecken, ganz weg sein. Schamangst taucht auf: „Was wird der Patient, was werden die Kollegen, und v. a. was wird der Arzt von mir denken, der zudem von meinem kürzlichen Versehen weiß?" Frau G. fürchtet sich vor Vorwürfen und einer Abwertung durch den Arzt, und sie fürchtet sich vor einem Belächeltwerden durch die Kollegen.

Umgang

Problemlösung

In einem **Gespräch** mit einer **Person ihres Vertrauens** gelingt es Frau G., ihren hohen Anspruch an sich (**Helfer-Ideal**) **kritisch zu reflektieren**. Sie kann ihr Tun zunehmend annehmen, verbunden mit der Bemühung, gerade bei Belastung innezuhalten, um Fehler zu vermeiden (positive vorbeugende Maßnahme). Die befürchtete Ablehnung erfährt Frau G. weder durch den Arzt, noch durch die Kolleginnen und Kollegen. Beide Seiten reagieren überaus verständnisvoll auf das Zugestehen ihres Irrtums.

5   Ekel

Ekel ist kein zartes Gefühl des Herzens. Ekel ist eine „der heftigsten Affektionen des menschlichen Wahrnehmungssystems"[67]. Er trifft die Tiefe des Vitalen und ruft in ihm ein vehementes „Nein" hervor.
Krankheit, Sterben und Tod tragen deutlich die Signatur des Ekels. Entstellungen des Körpers, übel riechende Ausscheidungen, offene Wunden, Schleim, Eiter und Blut, beginnender Verwesungsgeruch usw. bringen Ekel mit sich. In ihrem Ausdruck tragen sie die Negation des Schönen. Sie machen deutlich, dass Sterben und Tod dem Schönheitsideal „ewiger Jugend" mit ihrem makellosen, fassadenähnlichen Körperbild in Gänze entgegenstehen.

Ekel ist in seiner aufdringlichen und schwer abzuweisenden Präsenz ein wichtiges Thema in der Palliativpflege. Ekelerfahrungen sind alltägliche Erfahrungen, die Kranke, Angehörige und uns Pflegende vital angehen und belasten. Eine ausführliche Behandlung dieser Thematik ist daher sinnvoll.

5.1   Theorie des Ekels

Bestimmung des Ekels und die Bedeutung der Sinne

> **Definition:** Nach Kant betrifft der Ekel stets „das **gesamte System** der **Körperempfindungen**". Er durchdringt den Körper, „so weit als in ihm Leben ist"[68]. Ekel ist also eine elementar im Menschen wirkende **Affektion** (der Ekel steht ihm dann „ins Gesicht geschrieben") und erzeugt Reaktionen des Unbehagens und der Übelkeit. Der Organismus wird dabei zum Würgen oder Erbrechen aktiviert.

Die **Empfindung des Ekels** ist zumeist an bestimmte **Sinnesqualitäten** gebunden; beispielsweise das Tasten von Schleimigen oder das Riechen von Ausscheidungen. Ekel tritt als eine Erfahrung der **Nahsinne** auf: „Etwas schmeckt ekelhaft; etwas fühlt sich ekelhaft an (z. B. allzu weich, wabbelig, breiig-klebrig); etwas riecht ekelhaft." „Was Ekel erregt, muss nah

Sinneswahrnehmung

---

[67] Menninghaus, W.: Ekel. FaM 1999, S. 7.
[68] Ebd., S. 174.

sein, ja diese Nähe ist selbst wesentlicher Teil der Ekelempfindung." Kant spricht davon, dass das Ekelhafte „sich (uns) aufdränge"[69]. Ekel tritt aber auch als eine Erfahrung des **Distanzsinns** „Sehen" auf: Etwas sieht ekelhaft aus, das Auge möchte sich abwenden.

Abwehr

Das Ekelhafte ist etwas, das sich aufdrängt. Es ist etwas, das widerwärtig präsent ist. Kant spricht von einem „schamlosen und wie aufgelösten Sichdarbieten"[70]. Dieses Sichaufdrängen eines Widerwärtigen im Ekel ruft eine **Abwehrhaltung** und **Abwehrhandlung**, ein „spontanes und besonders kräftiges Neinsagen (Nietzsche)"[71] hervor. Dieses „Nein" findet seinen Ausdruck im **Entfernen von Ekelhaftem** (Beispiel: Beschmutztes wird durch Säubern beseitigt), beziehungsweise im **Wunsch, sich abzuwenden** oder **wegzugehen**.

Ekel, so scheint es, ist mit Lust nicht vereinbar. Mit ihm wird nichts Angenehmes, Wohltuendes oder gar Schönes verbunden. In seiner vitalen Stärke trifft er elementar. Dies ist umso schwerwiegender, als seine Nähe nicht gewollt ist; etwas Unerwünschtes kommt zu nahe. „Die Theorie des Ekels ist... ein Gegenstück... zur Theorie der Liebe."[72] Er ist Gegenbild zu Formen des Begehrens und der Anziehung.

Auslöser des Ekels (Ekelobjekte)

Moral/eigene Existenz

Nicht immer entzündet sich Ekel an den Sinnen. Es gibt auch auf der Ebene der **Moral** das Gefühl des Ekels (etwa vor einem bestimmten Charakterzug eines Menschen). Kant spricht darüber hinaus von der Möglichkeit des **Ekels am eigenen Leben**, von einer „Anekelung (des Menschen) seiner eigenen Existenz" (ennui). „Im **ennui**", so W. Menninghaus, „wird der Ekel selbstbezüglich: verworfen wird nicht ein unbekömmliches Fremdes, sondern das eigene Leben."[73]

Funktionen des Ekels

Schutz

Der Reaktion des Ekels kommt eine **Schutzfunktion** zu. Sie will den Menschen auf physischer Ebene vor dem Kontakt oder der Einnahme von schädigenden Stoffen bewahren. Allgemeiner gesagt: Ekel will vor „unassimilierbarer Andersheit"[74] schützen. Nicht jede „unassimilierbare Andersheit" erzeugt jedoch Ekel (Beispiel: Wahrnehmung bestimmter Gifte).

Erkenntnis

Die **philosophische Theorie** des Ekels ist vielfach eine Auseinandersetzung mit der Frage nach der **Erkenntnisfunktion** des Ekels. Nietzsches frühe Schrift „Die Geburt der Tragödie" beispielsweise „deutet Ekel in eine Signatur **metaphysischer Erkenntnis** um. Wer einmal im dionysischen Rausch durch den Schein hindurchgeblickt habe, den ekele es fort-

---

[69] Ebd., S. 60.
[70] Ebd., S. 167.
[71] Ebd., S. 8.
[72] Ebd., S. 7.
[73] Ebd., S. 225.
[74] Ebd., S. 225.

an an der alltäglichen Wirklichkeit: denn er habe „die Wahrheit", „das ewige Wesen der Dinge" erkannt. Die Formel – **Es ekelt mich, also habe ich erkannt** – hat durch Nietzsches gesamtes Werk hindurch vielfache Resonanzen"[75].

Den Aspekten philosophischer Theorie des Ekels möchte ich den **psychoanalytischen Aspekt** einer **Abwehrfunktion** des Ekels bei Sigmund Freud hinzufügen. Für Freud steht die Entwicklung des Ekels in engstem Zusammenhang mit der beginnenden **Zivilisierung und Triebsublimierung des Menschen**. Die Entwicklung der Kultur ruht auf der Errichtung von „zivilisierend-neurotisierenden Ekelschranken"[76], die einer in den Augen Freuds „ekellosen Kindheit" entgegentreten. „Kultur ist die permanente Erzeugung abjekter Gegen-, Neben- und Unterwelten, ein „ekelhaft, abscheulich und verwerflich machen"; Ekel ist der Name dieser **Affektverwandlung**"[77]. Dieses Verwerflichmachen trägt zwar zu Reinlichkeit und Ordnungssinn bei, jedoch: „Mit der Verwerfung aller „Triebanteile, die sich als unverträglich mit unserer ästhetischen Kultur (und unseren ethischen Idealen; Erg. v. m.) erweisen", trägt der Affekt des Ekels nämlich zu einer strukturellen „Unbefriedigung" des Sexualtriebes bei" und bedroht damit „die Grundlagen des Lebens selbst"[78].

Ekel ist für Freud „Effekt des Übergangs in die Kultur, ein tendenziell neurotisches Symptom der **Verdrängung archaischer Triebregungen**"[79].

Abwehr

5.2 Ekel in der Palliativpflege

5.2.1 Ekel bei Schwerstkranken, Sterbenden und ihren Angehörigen

> **Eingangsbeispiel:** Frau T. ist eine Patientin, die auf ihr Äußeres stets großen Wert legte und daher der Pflege ihres Körpers viel Aufmerksamkeit widmete. Sie liebte den Umgang mit schönen Dingen, etwa in Fragen der Kleidung oder in der Gestaltung ihres räumlichen Umfeldes. Während ihrer Erkrankung musste die Patientin ihren zunehmenden körperlichen Verfall miterleben. Sie fühlte sich entstellt („Ich bin wie ein Klotz"). Ihre sich verstärkende Unbeweglichkeit (Frau T. war immer eine aktive und sportliche Frau) wurde von ihr schmerzlich wahrgenommen. Hinzu kamen nicht enden wollende Durchfälle und Erbrechen.
>
> Frau T. ekelte es vor ihrem Körper. Es ekelte sie davor, so zu leben. Die Patientin konnte aus diesem Ekel heraus kaum mehr Schönes

---

[75] Ebd., S. 18.
[76] Ebd., S. 19.
[77] Ebd., S. 282.
[78] Ebd., S. 284.
[79] Ebd., S. 9.

empfinden. Zum Ekel trat die Scham hinzu. Frau T. konnte und wollte sich in ihrer Krankheit nicht mehr zeigen.

Dieses Beispiel zeigt, wie sehr der Verlust des Gepflegten und Schönen in das Leben der Patientin eingriff. Ihr als entstellt erlebter Körper, verstärkt durch Durchfall und Erbrechen, wirkten auf ihr Selbstwertgefühl zerstörend. Ihr Ekel verschloss sie darüber hinaus zunehmend für eine Empfindung des Schönen. Diese Erfahrung entspricht einer grundlegenden Definition des Ästhetischen aus der Mitte des 18. Jahrhunderts: „Das „Ästhetische" ist das Feld jenes „Gefallens", dessen schlechthin Anderes der Ekel ist"[80].

Der verletzte Körper

Entstellung Der Prozess der Krankheit und des Sterbens greift weit in das **körperliche Erscheinungsbild** des Kranken ein. Die Tumorkachexie zeigt dies deutlich. Doch auch offene Wunden, große Narben, Lymphödeme im Gesicht, am Rumpf und an den Extremitäten, künstliche Zu- und Ableitungen usw. verändern einen ehemals unversehrten Körper in einer Weise, die für den Kranken und die ihm nahe stehenden Menschen einschneidend sind und die Gefühle von Hässlichkeit und Entstellung erzeugen.

Körperliche Destruktionen, beispielsweise bei exulzerierenden HNO-Tumoren, sind extreme Verletzungen, bei denen kaum mehr von Ekel gesprochen werden kann. Sie rufen **Gefühle des Grausamen und Entsetzlichen** wach.

Ekelobjekte

Bereiche Folgende **Bereiche** können bei Kranken und ihren Angehörigen **Ekel auslösen**:

- **Physische Erscheinungen**
  Übel riechende Ausscheidungen, Schleim, Eiter, Tumorwunden etc.; Entstellungen (der bisweilen weit geöffnete Mund von Sterbenden und Verstorbenen bedeutet für Angehörige häufig eine Entstellung; für die Klassiker Lessing und Herder ist er eine „Ekel-Chiffre"[81]); Ekel vor den Mahlzeiten (häufig bei Tumorkranken).

- **Ekel an der eigenen Existenz**
  Der zunehmende körperliche Verfall eines kranken Menschen (Kachexie, Stuhl- und Urininkontinenz,...) kann ihn sein Dasein als unwert und abstoßend erleben lassen. Gefühle von Sinnlosigkeit und Leere koppeln sich möglicherweise an die körperliche Entfremdung. So entsteht ein Ekel an der eigenen Existenz.
  Auch Angehörige können durch belastende Erfahrungen in der Begleitung einen tief empfundenen Ekel vor dem Leben haben.

---

[80] Ebd., S. 15.
[81] Ebd., S. 91 ff.

- **Moralisch Ekelhaftes**
  Ekel vor dem Verhalten eines Menschen (beispielsweise ambivalentes oder destruktives Verhalten); Ekel auch vor bestimmten familiären Situationen und Konstellationen.

Zurückfallen hinter die Ekelschranke: Ekel und Regression

> **Beispiel:** Frau C. ist weder zum Raum, zur Zeit noch zur Person orientiert. Als ich das Zimmer der Patientin betrete, hat sie sich ihre Windelhose ausgezogen. Ihre Hände und ihr Mund, das Nachthemd und das Bett sind mit Stuhlgang verschmutzt. Frau C. hat braune Lippen vom Stuhlgang, den sie in den Mund nahm.
> Die Patientin scheint keinen Ekel zu empfinden. Ich erkenne keinen Ekelausdruck in ihrem Gesicht. Auch ruft sie nicht, will eigentlich nichts von mir.

Wenn bei Patienten – durch die Erwachsenenebene hindurch – eine stark **regressive Seite ihrer Seele** in Erscheinung tritt, so kann dies mit einem **Verlust des Ekelempfindens** einhergehen. Dinge, die für den Erwachsenen Objekte des Ekels sind, werden dann nicht mehr als solche erlebt. Eigene Exkremente haben nun nichts Ekelhaftes mehr an sich, sie scheinen zuweilen sogar mit einem gewissen kindlichen Interesse betrachtet zu werden. S. Freud schreibt: „In frühesten Kindheitsjahren ist von einem Schämen wegen der exkrementellen Funktionen, von einem Ekel vor den Exkrementen noch keine Spur.“[82] Die Erziehung bringe es mit sich, dass das Kind sich dieser Neugierde an den Exkrementen zunehmend schäme und sich vor ihnen ekele.

Regression

> **Merke:** Ein Zurückfallen hinter die Ekelschranke ist für die begleitenden Angehörigen eine große Belastung, besonders, wenn die eigenen Eltern regredieren. Es fällt ihnen häufig schwer, dieses Gegenwärtigwerden einer frühkindlichen Entwicklungsstufe anzunehmen, denn in ihr liegt für sie etwas den Menschen Entstellendes und Entwertendes.

Die Erfahrung von Absurdität und Kontingenz (Zufälligkeit): Sartres „Nausée"

In Sartres Roman „La Nausée" (Der Ekel) gleicht der Ekel einer Krisis fest verankerter Gewissheiten. Ähnlich Nietzsches Sicht (vgl. 5.1) ermöglicht er einen Blick „hinter die Bühne" der Geschehnisse. „Alle Phänomene (erscheinen nun) in ihrer ungeschminkten Zufälligkeit und Sinnlosigkeit."[83] Plötzlich geht der feste Boden unter den Füßen verloren. Alles wird grundlos, absurd. Diese Erfahrung der **Grundlosigkeit im Ekel** ist für Sartre gleichbedeutend mit einer intensiven **Selbstwahrnehmung** der

Existenzielle Erfahrung

---

[82] Ebd., S. 318.
[83] Ebd., S. 504.

eigenen Existenz. Im Ekel macht der Mensch eine Erfahrung seiner Existenz, seiner Existenz in ihrer „völligen Kontingenz und sinnlosen Faktizität"[84].

Findet die Theorie des Ekels bei Sartre in der Palliativ- und Hospizpraxis ihren Ausdruck? Menninghaus weist darauf hin, dass Sartre's „Nausée" nicht durch „herkömmliche Gegenstände von Ekelempfindungen" (beispielsweise übel riechende Ausscheidungen) bestimmt wird. Die „Nausée" als das Bewusstsein **„faktisch-zufälliger Existenz"**[85] entzündet sich im **Verlust des Vertrauten**, in dem **Entzogenwerden von Sicherheiten**, „im **Scheitern gewohnter Zugriffsmöglichkeiten**"[86].

Krankheits-/Sterbesituation

Der **Weg des Sterbens** ist ein Weg in ein noch unbekanntes Land. Vieles, was dem Kranken bisher Sicherheit gab, wird unsicher, fest geglaubte Gewissheiten werden erschüttert. Wo ist das Haltgebende, wo der sichere Grund? In die Erfahrung der Grundlosigkeit greift die Frage nach dem „Warum": Warum dieser Weg? Warum dieses Leid? Ist nicht alles absurd und sinnlos?
Für Sartre sind die Erfahrungen von **Kontingenz und Absurdität** nicht negativ. Sie sind als Ekel „die einzige Weise, in der ich einen authentischen Kontakt zu meiner Existenz herstellen kann"[87]. Im **Kontext der Krankheits- und Sterbesituation** ist dieser Gedanke jedoch kaum tragbar. Die meisten der Schwerkranken und ihrer Begleitenden empfinden darin nur **Dunkelheit und Leere**. Für sie ist dieser **„authentische Kontakt"** einer des Widersinns, ein **Kontakt am Rande des Abgrunds**.

5.2.1.1 Möglichkeiten des Umgangs und der Entlastung

Wie können Pflegende mit Ekel von Patienten und Angehörigen in einer adäquaten Weise umgehen?

Erste Schritte

Die Gebärde liebender Annahme

Mechanismus

Im **Ekel kommt** etwas **nahe**, das **nicht gewollt** ist, drängt sich etwas auf, das unerwünscht ist. Ekel erscheint, indem er den **Impuls zu Abwehr und**

---

[84] Ebd., S. 506. Emmanuel Lévinas hatte schon „das Moment gesteigerter Selbstwahrnehmung im heftigen Affekt der „Nausée" als Indiz eines unabweisbaren „Man ist da", als „Erfahrung des reinen Seins" gelesen: „Der Ekel als solcher entdeckt nur die Nacktheit des Seins in seiner Fülle und unabweisbaren Präsenz"" (Ebd., S. 506 f.). Für Sartre ist die Schönheit „die (scheinhafte) Verwindung… von Kontingenz in Notwendigkeit". Die Kunst figuriert für ihn „als das beste Antidoton gegen den Ekel an der eigenen Existenz, wie bei Schopenhauer und Nietzsche wird der Kunst sogar die Kraft metaphysischer Rettung… zugetraut" (Ebd., S. 512 f.).
[85] Ebd., S. 505 ff.
[86] Ebd., S. 507.
[87] Ebd., S. 508.

Abstand in sich trägt, als eine **der Liebe gegenläufige Kraft**; ist doch die Liebe auf „Aufhebung von Distanz, auf die Herstellung von Vereinigung aus"[88].

Auch wenn der Ekel in seiner Strebung der Liebe entgegensteht, so ist die Liebe doch wirkmächtig. Die liebende Zuwendung zum ekelempfinden-den **Menschen** wendet sich nicht von seinem Ekel ab, sondern versucht ihn **wahr- und anzunehmen**. In den ekelauslösenden Situationen und kör-perlichen Entstellungen sieht sie die **Persönlichkeit des Menschen** und er-kennt seine mögliche **Scham**. Sie sieht die **Gefährdung seines Selbstwer-tes**.

Die liebende Annahme antwortet der Ekelgebärde des „Nein" mit einer **Gebärde des „Ja"**. Sie trägt so dazu bei, dass Gefühle des Ekels leichter ertragen werden können.

> **Merke:** Dieses liebende „Ja" ist ein **hoher Anspruch,** besonders in der Bejahung kindlicher **Regredierung des Kranken** (vergleiche den Ab-schnitt „Ekel und Regression"). Es setzt die Annahme und Integrati-on eigener Ekelgefühle voraus.

Die Frage nach dem Ekelerleben

Die Vehemenz der Ekelerfahrung lässt diesen in der Regel deutlich erken-nen. Der Ekelausdruck (beispielsweise in der Mimik) spricht eine deutli-che Sprache. Doch wird Ekel auch **nicht** gezeigt. Eine Beziehung, die den Ekel in einer Gebärde liebender Fürsorge wahr- und annimmt, wird es den Menschen erleichtern, ihre Ekelgefühle zur Sprache zu bringen und ihnen (nonverbalen) Ausdruck zu verleihen.

Benennung des Ekels

Zum Ausdruck gehört auch die Benennung. Ekel wird häufig nicht be-nannt. Ein Aussprechen des Ekels dient jedoch der unmittelbaren Entlas-tung und hilft auf dem Hintergrund einer **Situationsanalyse** zudem, Ekel-gefühle zu klären:

Situationsanalyse

- Welche Situation löst den Ekel aus? Wovor besteht der Ekel? Welche Reaktionen erfolgen in dieser Situation?
- Wie sehr belastet das Gefühl des Ekels? Welche Möglichkeiten der Ent-lastung gibt es?

Wer ist der Kranke und sein familiäres Bezugssystem hinsichtlich des Ekels?

Im Kontakt mit dem Kranken und seiner Familie ist es gut, sich einige **Fragen** im Zusammenhang mit dem Thema „Ekel" zu vergegenwärtigen. Diese Fragen sind von Bedeutung, da sie erkennen lassen, inwieweit möglicherweise eine Sensibilisierung für Ekel besteht.

- Welche Bedeutung haben Reinlichkeit und Ordnungssinn für den Kranken und seine Angehörigen? Muss alles Schmutzige, auch nur leicht Befleckte, sofort beseitigt beziehungsweise gereinigt werden?

Fragen

---

[88] Ebd., S. 8.

- Welchen Stellenwert hat ein gepflegtes Äußeres, haben Ästhetik und Schönheit?
- Wie wurden Ekelschranken in der frühen Lebensgeschichte etabliert? Gab es übertriebene Hygienevorschriften?

5.2.1.2 Weitere Schritte und Möglichkeiten des Umgangs

Ekelauslöser bedenken

> **Spezieller Pflegehinweis:** Manch ekelauslösende Situation kann vermieden werden. Beispielsweise können ekelerregende Tropfen auf eine andere Darreichungsform umgestellt werden; oder eine Mahlzeit, die aufgrund eines „Zuviel" Ekel erregt, wird in kleineren Portionen annehmbar.

Wohlbefinden fördern

> **Spezieller Pflegehinweis:** Gefühle des Ekels bedingen Unwohlsein. Daher sind all jene Maßnahmen zu begrüßen, die das Wohlbefinden fördern. Dazu gehören z. B. Anwendungen mit ätherischen Ölen. Sie wirken direkt entlastend. Beispielsweise bindet das Aufstellen einer Duftlampe mit Zedern-, Myrten- oder Pfefferminzöl üble Gerüche. Ein Tropfen (reines) Pfefferminzöl eingenommen kann eine bestehende Übelkeit lindern.

Ästhetisches Umfeld gestalten

Auch wenn sich durch Ekelgefühle der Sinn für das Schöne zu verlieren droht (vgl. Eingangsbeispiel), so ist es dennoch von Bedeutung. Ein **ästhetisches Umfeld** findet seinen Ausdruck in einem ansprechend gestalteten Nachtkästchen (mit Blumen oder einem schönen Stein), in einer auf dem Tisch aufgestellten Kunstkarte, einem Bild an der Wand, im Erklingen entspannender Musik usw. Das Schöne wirkt klärend und ordnend und schafft eine wohltuende Atmosphäre.

> **Spezieller Pflegehinweis:** Ein entsprechend gestaltetes Abschiedszimmer für die Verstorbenen drückt die Achtung gegenüber dem Tod, auch in seinen Entstellungen und Kränkungen, aus. Es ist das Gegenteil eines Abschiebezimmers, eines Raumes also, in dem der Tod verborgen bleiben soll, um rasch „entsorgt" zu werden.

Heiterkeit und Freude wecken

Heiterkeit und Freude schaffen in ihrer Leichtigkeit und Helle ein atmosphärisches Umfeld, welches das Dunkle der Ekelempfindung nicht mehr so belastend erleben lässt. Sind sie stimmig, so machen sie die Seele leicht und entgegnen vorgängig der Schwere des Ekels.

Stärkung des Selbstwertgefühls

Menschen, die aus verschiedensten Gründen Ekel vor sich selbst empfinden (beispielsweise Ekel vor eigenen körperlichen Entstellungen oder Gerüchen), fühlen sich oftmals beschämt und wertlos. Liebevolle Zuwendung zu einem als ekelhaft abgelehnten Körperbereich (etwa die behutsame Einreibung entstellter ödematöser Beine) drückt eine Achtung gegenüber der Person des Kranken und seinen Verwundungen aus. Zugleich bedeutet sie eine Wertschätzung, durch die sein Selbstwert gestärkt wird.

5.2.2 Ekel bei Pflegenden

Eingangsbeispiele

Beispiel 1: Ein anstrengender Nachtdienst geht zu Ende. Bei meinem letzten Rundgang bemerke ich in einem Krankenzimmer einen aufdringlichen, üblen Geruch. Ich sehe, dass sich der Anus-praeter-Beutel einer Patientin teilweise von der Bauchdecke gelöst hat und dünnflüssiger Stuhl unterhalb des Beutels hervorquillt. Der gesamte Bettbezug wie auch das Nachthemd der Patientin sind beschmutzt.
Der Geruch und der Anblick des Stuhlgangs bringen mich, verstärkt durch die Erschöpfung am Ende meines Dienstes, an die Grenze der Belastbarkeit. Ich weiß, dass ich diesem Geruch und diesem Anblick standhalten muss, denn es gilt, die Haut der Patientin zu pflegen, den Anus-praeter-Beutel zu erneuern und das Bett frisch zu beziehen. Auch möchte ich den von mir empfundenen Ekel nicht gegenüber der betroffenen Patientin erkennen lassen. In mir nehme ich wahr, dass ich dieser Situation sofort entfliehen würde, läge nicht die Verantwortung und Sorge für den kranken Menschen in meiner Hand.

Beispiel 2: Eine an einem Bronchialkarzinom erkrankte Patientin ist stark verschleimt, kann aber nur schwer abhusten. Dicker, zäher, grünlicher Schleim muss über Mund und Nase abgesaugt werden. Ein an einem Karzinom der Speiseröhre Erkrankter hat auf seinem Nachtkästchen einen kleinen Behälter stehen, in den er den sich immer wieder bildenden dünnflüssigen Schleim abhustet. Beim Aufräumen des Nachtkästchens fasse ich versehentlich in diesen „Schleimtopf".
Beide Male spüre ich Übelkeit, überfällt mich ein Gefühl von Ekel. Noch während der Übergabe am selben Tag (und noch über einen längeren Zeitraum danach) erlebe ich in der Erinnerung an das Erfahrene einen in seiner Intensität kaum geschwächten Ekel.

Ekel und Belastung

Ekel ist eine der am stärksten belastenden Emotionen in der Palliativpflege. Ekel, insbesondere **massiver Ekel**, z. B. beim Absaugen von Mageninhalt, Schleim oder Blut bei einem Verstorbenen, **belastet** in seiner vitalen

Reaktionen

Stärke **unmittelbar** (zu denken ist an somatische Reaktionen wie Übelkeit oder Schwindelgefühl) und auf **Dauer** (Ekelerfahrungen bleiben in der Erinnerung über eine lange Zeit nahezu ungeschwächt gegenwärtig und sensibilisieren im Hinblick auf zu erwartende ähnliche Ekelsituationen. Eine tägliche Konfrontation mit Ekel hat zur Folge, dass dieser auf Dauer immer weniger ertragen wird).

Im Beisein des Patienten haben Pflegende den Objekten des Ekels (z. B. Stuhlerbrechen) meist standzuhalten. Sie können sich nicht – wie dies der spontanen Abwehrreaktion entspräche – von ihnen abwenden. Daher fühlen sie sich den Ekelobjekten häufig **ausgeliefert** (wenn etwa ein Patient im Strahl erbricht und sie getroffen werden). Dieses **Sich-ausgeliefert-Fühlen** macht ohnmächtig und führt an die **Grenze der Tragbarkeit.**

Auslöser von Ekel

Auslöser   Wenn an die Begleitung Schwerstkranker und Sterbender gedacht wird, was kann Ekel auslösen (vgl. Eingangsbeispiele)?

- **Physische Erscheinungen**
  Dicker, zäher Schleim aus Mund, Trachea und Nase; Stuhl- und Bluterbrechen; übel riechende Durchfälle und Ausscheidungen; eitrige, übel riechende Wunden; Tumore, die den Körper entstellen etc.
  Besonders gravierend ist der Ekel, wenn der Leichnam eines Menschen, beispielsweise durch austretenden Mageninhalt, noch einmal abgesaugt werden muss. In diesen Situationen tritt dem Betroffenen ein Verwesungsgeruch entgegen, der nur schwer zu ertragen ist.

- **Moralisch Ekelhaftes**
  Ekel vor dem Verhalten eines Kranken. Eine Mitarbeiterin sagte: „Es ekelt mich an. Alles ist dem Patienten so gleichgültig, alles, was ich tue." Die Mitarbeiterin bekam am nächsten Morgen starke Halsschmerzen, die sie auf diesen Ekel zurückführte.

5.2.2.1   Möglichkeiten des Umgangs und der Entlastung

Wie ist mit Ekelbelastungen in entlastender Weise umzugehen? Muss Ekel nicht nur hingenommen oder „geschluckt" werden? Welche Möglichkeiten eines positiven Umgangs gibt es?

Erste Schritte

Ekelgefühle zulassen oder sich schützen?
Wenn Ekel derart beschwert, ist es dann nicht besser, ihm möglichst aus dem Weg zu gehen, und ist dies nicht möglich, ihn zu unterdrücken statt ihn zuzulassen? Wenn Ekel dauerhaft schwächt, ist es dann nicht angebracht, sich vor ihm zu schützen statt sich ihm zu öffnen?

Möglichkeiten

Situationen, die extremen Ekel auslösen und die vermieden werden können, sollten auch **vermieden werden.** Als Beispiel nenne ich das Absaugen eines Verstorbenen. Ekel wird in seiner Schwere unterschiedlich erlebt. Daher ist es sinnvoll und berechtigt einen Kollegen, den dies weniger belastet, zu bitten, ob er diese Aufgabe übernimmt. Meistens ist der Einzelne jedoch in eine ekelauslösende Situation hineingestellt, die er selbst zu bewältigen hat. In dieser **Unmittelbarkeit** wird eine **Kontrolle des Ekels** im Vordergrund stehen (Dämpfung der Sinne, Unterdrückung der Wahrnehmung). Aus einem gewissen Abstand heraus erscheint mir eine behutsame Öffnung indes möglich und sinnvoll. Ekel ausschließlich zu negieren, hat seine Abspaltung zur Folge. Die Emotion „Ekel" ist jedoch ein Teil des eigenen Seins, der eine **Auseinandersetzung und Anerkennung** braucht. Mit dieser Anerkennung wird ihm zugleich etwas von seiner **Last genommen.**

Situationsanalyse und Benennung

Fragen

Wird die Situation, die den Ekel auslöst, aus der Distanz noch einmal näher betrachtet, stellen sich folgende Fragen: Wovor ekele ich mich? Wie drückt sich dieser Ekel körperlich aus? Wie habe ich mich in der Situation des Ekels verhalten? Was ist in dieser Situation schwer und belastend für mich? Was würde mir in der unmittelbaren Ekelsituation helfen, was danach gut tun?

Sind Pflegende bereits über einen längeren Zeitraum im **Palliativ- oder Hospizbereich** tätig, so können sie zudem fragen:
- Habe ich das Gefühl, Ekel nicht mehr ertragen zu können? Hat sich meine „Ekelschwelle" verändert? Habe ich vielleicht nur noch die Möglichkeit der Abwehr?
- Wie ohnmächtig machen mich extreme Ekelerfahrungen? Habe ich Angst, aus dieser Ohnmacht heraus destruktiv aggressiv zu werden?

> **Empfehlung:** Die beiden letzten Fragen zeigen, welche Belastung Ekel auf Dauer mit sich bringt. Hier ist neben individuellen Maßnahmen stets auch das Gespräch mit Personen des Vertrauens, der offene Austausch mit Kolleginnen und Kollegen und supervisorische Begleitung notwendig.

Wer bin ich in Beziehung zum Ekel?

Fragen

Folgende **Fragen** zur eigenen Person ergänzen die **Situationsanalyse** im Hinblick auf den Ekel:
- Wie wichtig sind mir Schönheit und Ästhetik?
- Habe ich einen ausgeprägten Sinn für Ordnung und Sauberkeit?
- Kenne ich übertriebene Forderungen an Ordnung und Hygiene in meiner Lebensgeschichte?
- Sind mir Gefühle von Ekel gegenüber Personen vertraut? Kenne ich Ekel gegenüber dem eigenen Leben?

5.2.2.2 Weitere Schritte und Möglichkeiten des Umgangs

Liebende Zuwendung

Beziehung Pflegende können erfahren, dass sie, je mehr sie einem Menschen in der **Begleitung zugewandt** sind, je mehr sie **empathisch** mit ihm **verbunden** sind, in umso geringerem Maße Ekel erleben. Gelingt es, eine **Beziehung zum Kranken** aufzubauen, so verliert der Ekel seine vitale Schärfe. Die Tiefe der Zuwendung vermag das Ekelgefühl zu mildern, bisweilen sogar aufzuheben. Ihr wohnt, so scheint es, eine Kraft inne, das „Nein" des Ekels zu verwinden. Sie hat diese Kraft, da sie den Objekten des Ekelhaften **nnehmend begegnet**.

> **Beispiel:** Herr P. hatte eine große Tumorwunde im Unterbauchbereich, die täglich mit einem Verband versorgt werden musste. Eine Kollegin erzählt, dass sie den übel riechenden Ausfluss nur dadurch ertragen konnte, weil sich eine Beziehung zum Patienten entwickelt hatte. Erst als Herr P. verstorben war, als sein Körper „entseelt" gewesen sei, sei der Geruch für sie unerträglich geworden.

Schönes und Wohlriechendes

Das Schöne, Angenehme und Wohlriechende wirkt der „dunklen" Vitalempfindung des Ekels entgegen. Willkommen und leicht werden die Dinge darin erlebt. Sie schenken Abstand von der sich aufdrängenden Präsenz, von der Erfahrung „unassimilierbarer Andersheit" im Ekel.

Praktische Anwendung Eine konkrete Hilfe im Umgang mit ekelhaften Gerüchen ist es, sich einen Tropfen **wohlriechendes ätherisches Öl** (Rose, Mandarine beziehungsweise das Öl, das am liebsten gemocht wird) auf ein Taschentuch zu träufeln und es in die äußere Brusttasche der Kleidung zu stecken. Der Wohlgeruch des Öles **entkräftet das Übelriechende** (beispielsweise einer eitrigen Wunde, die es zu verbinden gilt).

„Hinausekeln" des Ekels

Entlastung Nach einer starken Ekelerfahrung lastet dieses Gefühl häufig schwer in Seele und Körper. Eine **Möglichkeit der Entlastung** besteht darin, außerhalb des Patientenzimmers, im Mitarbeiterkreis oder alleine, der Vitalempfindung des Ekels nocheinmal nachzugehen: im **Aussprechen des Ekels**, oder stärker noch im „Hinausekeln" des Ekels. Wie im Erbrechen wird ein nach außen gerichtetes „(W)äh..." aus **der** Tiefe gesprochen oder gerufen, aus der auch das Ekelgefühl stammt. Dies kann im Sinne einer **Katharsis** befreiend wirken, da es den erfahrenen Ekel in seiner Tiefe trifft und ein Stück entbindet.

Lachen

„Ekel", schreibt Menninghaus im Hinblick auf Kants Ekelanalysen, „ist – auch – ein negatives Lachen, konvulsivische Bewegungen auslösend und den ganzen Körper erschütternd wie dieses. Er ist ein negatives Lachen, aber doch nicht das weinende Gegenteil des Lachens."[89]

---

[89] Ebd., S. 175 f.

Aus dem Bauchraum kommendes Lachen reicht also in seinem körperlichen Ausdruck an die Intensität des Ekels hin. Beide, **Lachen und Ekel**, sind **vitale Erfahrungen**. Doch **Lachen** schließt sich der **Freude** und der **Lebenslust** an. Es ruht auf einem **heiteren und unbeschwerten Grund**. Ihm gelingt es, die **Sphäre des Ekels**, seine Schwere und Dunkelheit manchesmal zu überwinden.

Vitalerfahrungen

Körperlich-seelische Stabilität

Empfehlung: Das Belastende der Ekelerfahrungen erinnert daran, für sich selbst zu sorgen. Wenn Pflegende körperlich und seelisch an ihre Grenzen stoßen (beispielsweise nach Krankheit, nach anstrengenden Nachtdiensten usw.), schwächt sie Ekel vermehrt. Er trifft unmittelbarer. Daher ist es wichtig, sich körperlich und seelisch immer wieder zu regenerieren, um Ekel mit einer gewissen Stabilität begegnen zu können. Hierzu gehören auch folgende Fragen: Was brauche ich heute: Musik, Sport, Gespräche, Stille o. a.? Was ist wohltuend für mich?

Anmerkung: Ekelausdruck gegenüber dem Kranken

Darf Ekel, der vor Wunden, Ausscheidungen u. a. empfunden wird, gegenüber dem Kranken ausgesprochen werden? Ich denke schon, denn Ekel zeigt sich ohnehin oftmals in nonverbalem Verhalten. Der Ekel darf benannt werden, es ist jedoch wichtig, dem Kranken zu vermitteln, dass seine **Wunde** ein Ekelgefühl erzeugt, **nicht aber seine Persönlichkeit.**
Trotz der ausgedrückten Achtung gegenüber seiner Person kann in ihm jedoch ein Gefühl zurückbleiben, dass etwas an ihm abstoßend und ekelerregend ist, etwas, das zu ihm gehört und ihn entwertet. An dieses **verletzte Selbstwertgefühl** ist immer zu denken. Es ist daher gut, wenn stets auch das **Heile**, das in diesem Körper wohnt, wenn die **Seele angesprochen** wird.

Selbstwert

6   Angst

Angst ist eine der großen Grundverfassungen des menschlichen Daseins. Krisen
Sie ist eine Begleiterin des Lebens, manchmal unmerklich, aber auch erschütternd. Ein Leben ohne Angst ist – wie ein Leben ohne Schmerz – eine unerfüllbare Sehnsucht, gleich einer Sehnsucht nach dem Paradies.
Krisenzeiten sind Hoch-Zeiten der Angst. Immer dann, wenn **Vertrautes
in Gefahr gerät**, wenn eine **Geborgenheit sich verliert**, wird Angst spürbar. Das Gefühl der Angst erinnert dann an das **Dunkle und Unge-
schützte der Existenz**. Es erinnert an seine **Zerbrechlichkeit**.

Zeiten des Übergangs sind Hoch-Zeiten der Angst. Weil bisher Gültiges Sterben
und Verlässliches plötzlich brüchig und ungewiss wird, sind sie „Phasen
der Labilität und mit Angst, Spannung und Selbstzweifeln verbunden;
Konflikte, die habituell zu unserem Leben gehören, Schwierigkeiten, die
wir schon immer hatten, werden reaktiviert"[90]. **Sterben** ist die letzte große **Übergangsphase des Lebens**. Doch anders als bei anderen Phasen des
Übergangs (Beispiel: Übergang ins Erwachsenenalter) verliert sich in ihr
die Möglichkeit zu aktiver Gestaltung und zur Festlegung neuer hoff-
nungsvoller Ziele für die Zukunft. Dieser **Verlust** bereitet vielen Menschen, die dem Tod nahe sind, eine **große Bedrängnis**. **Endlichkeit** und
Begrenztheit werden schmerzlich erlebt. Im Sterben gerät der Anspruch
auf Autonomie, der Anspruch auf **Plan- und Machbarkeit** an seine **Grenze**. Sterben ist ein Weg des Sichüberlassens in das **Offene und Unbegrenzte** hinein. Es ist ein Weg, an dessen Ende der **Tod geschieht**. Geschehenlassen braucht jedoch ein tiefes Vertrauen in das, was kommt. **Fehlt**
dieses **Vertrauen**, dann kann die Zeit des Sterbens zu einer **angstvollen
Zeit** werden.

---

[90] Kast, V.: Vom Sinn der Angst. Freiburg 1996, S. 54. Die Identität, so V. Kast, gerate in
eine „Phase der Diffundierung, der Ichkomplex ist weniger kohärent als üblich", „dadurch genügt die habituelle Abwehr nicht mehr; Emotionen sind in der Folge deutlicher zu spüren, vor allem nehmen wir die Angst wahr, weil wir in einer Situation sind,
die viel Unsicherheit, Verwirrung, Orientierungslosigkeit mit sich bringt. Durch die
geringer werdende Kohärenz des Ichkomplexes können verdrängte oder ruhende Konflikte wieder neu belebt werden. Aber auch neue Entwicklungsthemen können bewusst werden". Ebd., S. 54.

6.1 Theorie der Angst

Bestimmung der Angst

Ausdrucksformen

Angst ist vielschichtig und umfasst **Formen des Ausdrucks,** die von **nervöser Anspannung** bis hin zur **Panik** reichen. Wird Angst im Menschen laut, so fühlt er sich „unbehaglich, bedroht, es ist ihm unheimlich, unerträglich". „Wir **verlieren,** zumindest für einen Moment, unsere gewohnte **Souveränität,** unser gewohntes **Selbstvertrauen.**"[91] In extremen Situationen der Angst kann das Gefühl einbrechen, **ins Nichts zu stürzen,** allen Boden zu verlieren. Angst kann das Leben überfallen, sie kann es überfluten und darin das **Gefühl drohenden Selbstverlustes** bewirken. In traumatischen Situationen tritt ein vorübergehender **Identitätsverlust** ein.

Körperliche Symptome

In der Angst wird etwas als Gefährdung oder Bedrohung erlebt. Beide rufen den Impuls wach, aus der angstauslösenden Situation zu fliehen oder aber sich gegen diese zur Wehr zu setzen. Die Angst zeigt sich auch körperlich. Der **Atem** ist eingeengt und verkrampft. Er kann nicht frei fließen, ist **ohne Rhythmus,** zumeist **flach** und damit ohne Tiefe. Andere körperliche Ausdrucksformen sind **Herzbeschwerden, Unwohlsein, Blässe, Schwächegefühl, Zittern** usw.

Menschen, die sich häufig ängstigen, gräbt sich die Angst in den Körper ein. Ihre **Muskulatur** ist **verspannt** und zeigt zahlreiche Verhärtungen. Ihr Atem ist eingeschränkt, die **Haltung** des Körpers ist **wenig offen und frei.** Menschen, die in der Auseinandersetzung mit der **Gewissheit des baldigen Todes** leben, zeigen häufig diese „Gestalt gewordene Angst"[92].

„Bezieht sich Angst auf intensive, schmerzhafte Reize oder akute, lebensbedrohliche Gefahren, so dominieren **körperliche Erregungszeichen,** wie z. B. Zunahme der Herzfrequenz, Gefäßveränderungen, Pupillenerweiterung, Kälte- und Hitzeempfindungen, Zittern, Übelkeitsgefühl, ggf. Verlust der Schließmuskelkontrolle,... Bei den **alltäglichen Ängsten** und Befürchtungen dagegen dominieren **kognitive Bewertungsprozesse,** die sich auf die Erwartung einer möglichen Bedrohung oder Gefahr im Lichte der **Bewältigungschancen** beziehen."[93]

Alltagsängste

Angst und Ängstlichkeit

Definition: Es ist sinnvoll, zwischen **Angst** als Zustand und **Ängstlichkeit** als Persönlichkeitsmerkmal zu unterscheiden. „Angst als Zustand – auch als Angstreaktion oder Zustandsangst bezeichnet – stellt eine emotionale Reaktion auf eine Situation dar. Im Unterschied dazu stellt Ängstlichkeit – auch als Angstneigung, Angstbereitschaft oder Eigen-

[91] Ebd., S. 10.
[92] Ebd., S. 16.
[93] Fröhlich, W. D.: Wörterbuch Psychologie, Stichwort: Angst. München (21., bearb. und erw. Auflage) 1997, S. 57.

schaftsangst bezeichnet – eine überdauernde Disposition einer Person dar, in einer Mehrzahl von Situationen ängstlich zu reagieren."[94] Hochängstliche Menschen reagieren auf bedrohliche Situationen mit vermehrter **Zustandsangst.**

Formen der Angst

T. Hülshoff weist in seinem Buch „Emotionen" auf **alters- und entwicklungsabhängige Erscheinungsformen** von Angst hin. In bestimmten Entwicklungsphasen des Menschen kommt es zu einem Erleben von Angst, das als ein „temporäres, entwicklungsbedingtes Phänomen anzusehen ist"[95]. Er nennt: **8-Monats-Angst, Trennungsangst, Umweltangst, Sozialisationsangst, Realangst, Reifungsangst** und **Existenzangst.** Daneben gibt es Ängste, die als Angststörungen zu bezeichnen sind, beispielsweise schwere Schulängste (Angst vor Leistungssituationen oder sozialen Konflikten) oder Angstsyndrome in Pubertätskrisen[96].

Im **Erwachsenenalter** kennt man vor allem die **Realangst,** d. h. die Angst vor Krankheit, Arbeitslosigkeit, Trennung usw., aber auch die dem Menschen eigene **Existenzangst:** „Angst vor dem vor uns liegenden Lebensweg, vor dem Tod oder auch Angst davor, unseren Wert vor uns oder anderen zu verlieren."[97] Existenzängste haben wesentlich mit der Fähigkeit zu tun, sich auf die Zukunft hin zu entwerfen bzw. diese vorwegnehmen zu können.

Aus klinischer Sicht werden häufig **drei große Gruppen** von Angst unterschieden: **Phobien, generalisierte Ängste** und **Panikattacken.** Generalisierte Ängste sind durch eine dauerhaft anhaltende ängstliche Anspannung mit starker vegetativer Symptomatik (Zittern, Schwindel, Herzrasen usw.) gekennzeichnet, auch ohne erkennbaren Auslöser. Tritt ein solches Angstsyndrom „als Ausdruck einer neurotischen, unzureichenden Verarbeitung eines intrapsychischen Konfliktes, der mitunter länger zurückliegt und nicht bewusst wird"[98] zutage, dann wird von einer **Angstneurose** gesprochen.

Auslöser und Grund der Angst

Auslöser und Grund der Angst variieren gemäß ihren unterschiedlichen **Erscheinungsformen. Reale Ängste** entspringen realen Gefahren- beziehungsweise Besorgnissituationen (Beispiel: akute Atemnot). Die **Existenzangst** hat, philosophisch gesprochen, ihren anthropologischen Grund im „**Schwindel der Freiheit**" (Kierkegaard). Sie „hängt damit zusammen, dass der Mensch im Laufe seiner Entwicklung sich zum Teil aus der Natur hat lösen können, was ihm Freiheit, aber auch **Verlust an Geborgenheit** eingebracht hat („Vertreibung aus dem Paradies")[99].

Differenzierung

Klinischer Bereich

Erscheinungsformen

[94] Stöber, J./ Schwarzer, R.: Angst. In: Emotionspsychologie, herausgegeben von J. H. Otto u. a., a. a. O., S. 190.
[95] Hülshoff, T.: Emotionen. München 1999, S. 67 ff.
[96] Ebd.
[97] Ebd., S. 60.
[98] Ebd., S. 80.
[99] Ebd., S. 60.

Die **neurotische Angst** hat ihre Ursache in einem **intrapsychischen Konflikt**. Sie kann beispielsweise durch die Furcht vor Liebesverlust ausgelöst werden.

Funktionen der Angst

Zweck
Realängste warnen vor **Bedrohung und Gefahr**. Sie aktivieren Kräfte zur **Abwehr** oder zur **Flucht**. **Existenzängste** sind eine Beunruhigung für das Leben. Sie erinnern an die eigene **Endlichkeit**, aber auch an die **Fähigkeit zur Veränderung und Entwicklung**. **Neurotische Ängste** drängen auf eine **Bearbeitung** von lebens- und entwicklungshemmenden **Konflikten**.

Angst und Abwehr

Abwehrmechanismen
Abwehrmechanismen haben u. a. die Aufgabe, das „Ich" vor Angst- und Affektüberflutung zu schützen. Abwehrmechanismen sind Funktionen des „Ich" (eine andere Ich-Funktion ist beispielsweise die Impulskontrolle). Karl König schreibt in seinem Buch „Abwehrmechanismen": „Jeder Mensch, ob er sich in einer Therapie befindet oder nicht, setzt Abwehrmechanismen dauernd ein. Ein Leben ohne Abwehrmechanismen ist nicht denkbar."[100] Folgende Abwehrmechanismen sind im gegebenen Kontext vor allem zu nennen (eine genauere Ausführung folgt in Kapitel 6.2): **Unterdrückung und Verdrängung, Leugnung, Projektion, Isolierung vom Affekt, Regression, Depersonalisation und magisches Denken.**

6.2 Angst in der Palliativpflege

6.2.1 Angst bei Schwerstkranken, Sterbenden und ihren Angehörigen

Palliativstationen und Hospize sind Stätten des Übergangs, Stätten des letzten großen Übergangs im Leben. Die Angst ist daher eine der stets gegenwärtigen Emotionen. Doch sind es nicht alltägliche Ängste, sondern Ängste, die aufgrund der Bedrohung durch das Sterben und den nahen Tod bei den Kranken und den ihnen nahe stehenden Menschen in Erscheinung treten. Wie sehr die Angst in ihren verschiedenen Graden und Ausdrucksformen in der Begleitung Sterbender gegenwärtig ist, zeigt nicht zuletzt der hohe Bedarf an angstlösenden und sedierenden Medikamenten.

Ängste im Angesicht des Sterbens[101]: „Wie geht es weiter?"

Übersicht 4: Ängste
Sterbender

Man unterscheidet:
- Angst vor den physischen Folgen der fortschreitenden Krankheit (Schmerzen, Schwäche, Verlust der Unabhängigkeit, Immobilität),

---

[100] König, K.: Abwehrmechanismen. Göttingen (Zweite Auflage) 1997, S. 11.
[101] Die Übersicht wurde entnommen aus: Aulbert, E.: Kommunikation mit Patienten und Angehörigen, in: Lehrbuch der Palliativmedizin, herausgegeben von E. Aulbert und D. Zech. Stuttgart 2000 (1. Nachdruck), S. 734.

- Angst vor den psychischen Folgen der fortschreitenden Krankheit (psychische Entgleisung, Zusammenbruch, geistige Unzurechnungsfähigkeit),
- Angst vor dem Sterben (existenzielle Angst, Verlust der Zukunft, Verlust von allen und allem),
- Angst vor Therapien und Therapiefolgen (Nebenwirkungen, einschneidende Operationen, Verlust eines Organs, Zerstörung des Körperbildes),
- Ängste, die die Familie und Freunde betreffen (Verlust der Rolle, Verlust sexueller Attraktivität, Belastung für die Familie, Verlust geliebter Personen),
- Ängste im sozioökonomischen Bereich (Verarmung, Verlust von Beruf und Sozialstatus, soziale Isolierung).

Viele Ängste Schwerkranker sind auch Ängste ihrer Angehörigen und Freunde. Auch sie bedrängt die Frage nach dem weiteren Krankheitsverlauf, die Angst vor dem drohenden Verlust (Trennungsangst), die Sorge um Belastungen für die Familie, die Angst, die Situation nicht zu bewältigen, „es nicht mehr zu schaffen" usw. In der Angst wird die Zukunft bedrängend. Diese sorgenvolle Bedrängnis lastet schwer auf den Seelen der Menschen.

Die tiefste und dramatischste Form der Angst: die akute Todesangst
Unter allen Ängsten im Angesicht des Sterbens ragt eine hervor: die **Todesangst**. Sie ist die tiefste und dramatischste Form der Angst vor dem Sterben. Bei ihr findet sich nicht die leise, unbestimmte Anspannung mancher Ängstlichkeit. In ihr bricht eine **abgründige Ohnmachtserfahrung**, eine die gesamte **Existenz ergreifende, vitale Angst** auf. Wer einmal in die weit aufgerissenen Augen eines sich zu Tode ängstigenden Menschen geblickt hat, der wird diese Augen, der wird diesen Augen-Blick nicht mehr vergessen können. Die ohnmächtige Todesangst gehört zu den erschütterndsten Momenten in der Begleitung Schwerstkranker und Sterbender.

Situation

Beispiele:
1. Herr R. erwacht in der Nacht in panischer Angst. Er will „weg", „nach Hause". Sein Gesicht ist blass und kaltschweißig. Herr R. wirkt getrieben und hilflos, von Todesangst überflutet.

2. Herr K. ist ein junger Patient, der am Tag seines Todes von übermächtiger Todesangst überwältigt wird. Mit weit aufgerissenen Augen blickt er in die ohnmächtigen Augen seiner um das Krankenbett stehenden Freunde. Sein Schreien ist das eines in der Angst Versinkenden. Es ist, als werde Herr K. dem Leben gewaltsam entrissen.

3. Frau W. beschreibt ihre Todesangst als einen Sturz, als einen Fall ins Nichts. Die Angst überwältigt sie. Die Patientin weiß in dieser

Angst nicht wohin und warum. Alles, so sagt Frau W. später, schwimme in dieser Situation davon.

4. Herr N. ruft verzweifelt in panischer Todesangst: „Ich löse mich auf, ich löse mich auf!" Seine Vernichtungsangst ist nur noch medikamentös zu unterdrücken.

Das Unheimliche des Todes kann sich in Albträumen der Patienten Ausdruck verschaffen. Es sind dann dunkelste Bilder, Bilder der Bedrohung und des Schreckens, die die Menschen in Todesangst versetzen.

Beispiel: Ich finde Frau S. in der Nacht zitternd, blass und völlig verängstigt auf einem kleinen Hocker im Bad ihres Zimmers. Sie sagt, sie könne auf keinen Fall mehr in ihr Zimmer zurück, da sie selbst tot im Bett liege.

Traumatische Angst

Die **Todesangst** ist eine **traumatische Angst**. „Bei traumatischen Ängsten geht es um Ängste in **Situationen von Überbelastung.**"[102] Der Mensch, der aufgrund der Schwere seiner Erkrankung um den nahen Tod weiß, lebt in einer übergroßen **Stresssituation**. Diese stete Überlastung kann den Kranken akut überwältigen. Er reagiert panisch. „Eine tödliche Bedrohung wird erlebt, der man nichts entgegenzusetzen hat, und der man hilflos ausgeliefert ist."[103] „Die normalen **Selbstregulationsmechanismen** der Psyche sind für diese Situationen nicht geschaffen."[104] Sie **brechen zusammen**.

Angst und Regression

Vernichtungsangst

Die akute Todesangst ist aus der Sicht der **psychoanalytischen Entwicklungspsychologie** (symbiotische Phase, Loslösung, Wiederannäherung, ödipales Niveau, strukturelle Verfestigung und Reifestadium) die anfänglichste und schwerste Form der Angst. Sie ist eine Angst auf der **frühesten Entwicklungsstufe**, in die der Patient, bedingt durch die Bedrohung des Todes, **regrediert**. Charakterisiert wird sie als **totale Vernichtungsangst**: „Von Patienten wird sie beschrieben als totales Vernichtungsgefühl, Hilflosigkeitsgefühl, Angst vor dem Nichts. Diese Angst kommt abrupt und überwältigend."[105]

Die Todesangst tritt als **diffuse Panik** auf, in der der Betroffene die Begleitenden nicht mehr in ihrer unterstützenden Funktion wahrnehmen kann. M. Mahler schreibt: „Diese Panik behält den Charakter akuten oder heimtückischen organismischen Unbehagens bei gleichzeitiger Un-

---

[102] Kast, V., a. a. O., S. 117.
[103] Ebd., S. 101.
[104] Ebd., S. 117.
[105] Horn, B.: Psychoanalytisches Verständnis von Angst. Patientenorientierte Überprüfung klassischer und aktueller Angsttheorien. Dissertation an der psychologischen Fakultät der LMU-München. München 1984, S. 65.

fähigkeit, den anderen als äußeren Organisator oder Hilfs-Ich zu nutzen."[106]

„Diese körpernahen, überwältigenden Vernichtungsgefühle kommen in psychotischen Zuständen vor."[107]

Eine entwicklungspsychologisch spätere Angst ist die **Desintegrationsangst** (starke Fragmentierungsangst). Patienten, die auf diese Stufe der Angst zurückfallen, leiden unter **schweren Trennungs- und Verlassenheitsängsten**. Diese Ängste werden bei Kranken erfahren, für die die betreuenden Personen („Objekte") einen Teil ihres Selbst repräsentieren. Daher möchten sie diese (Angehörige, Pflegende o.a.) immer bei sich haben. Auf ihre Abwesenheit (beispielsweise durch das Verlassen des Zimmers), die sie mit Unerreichbarkeit gleichsetzen, reagieren sie mit großer Angst. Ihr Fehlen bedeutet einen Verlust, der die schwache Struktur ihres Selbst brüchig werden lässt.

„Eine Beschreibungsform dieser frühen Trennungsangst ist wohl die **Fragmentierungsbefürchtung**. Das **Selbstgefühl** ist in dieser Phase noch wesentlich abhängig von der **Objektwahrnehmung**. Es gibt noch kein klar getrenntes Selbst, es gibt nur ein sich ansatzweise etablierendes Selbst, das selbstobjekthaften Bezug zur Umwelt braucht, um sich zu erleben. Bei Verlust von selbstobjekthaft gebrauchten Bezugspersonen besteht die Gefahr des Zerfalls der eigenen, noch schwachen Selbststruktur. Fragmentierungsangst ist die Folge von **Objektverlust-Erleben**."[108]

Desintegrationsangst

Hinweis: Totale Vernichtungsängste und starke Fragmentierungsängste sind schwere und schwerste Ängste. Ihr Auftreten bedeutet für alle Angehörigen eine überaus große Belastung, der sie sich kaum gewachsen fühlen. Sie benötigen daher eine intensive Begleitung, in der ihre eigene Not und ihre eigene Überforderung thematisiert wird. Dies ist umso anspruchsvoller, da Pflegende in diesen Situationen selbst an die Grenzen stoßen.

In der Begleitung dieser Ängste ist in besonderem Maße die gegenseitige Stützung innerhalb des therapeutischen Teams erforderlich. **Akute Todesängste** benötigen in der Regel eine hochpotente Medikation. **Tiefe Verlassenheitsängste** bedürfen eines ruhigen, nicht überfordernden Gesprächspartners[109]. Hier ist an den Einsatz zusätzlicher Hospizhelfer zu denken.

---

[106] Ebd., S. 66.
[107] Ebd.
[108] Ebd., S. 68.
[109] Ebd., S. 93.

6.2.1.1   Möglichkeiten des Umgangs und der Stützung

Welche Möglichkeiten haben Pflegende, mit den Ängsten der Kranken und ihrer Angehörigen auf positive Weise umzugehen? Menschen in Angst, dies sollte nicht vergessen werden, befinden sich in einer Situation, die sie verstärkt für das Dasein und Handeln der Begleitenden bedürftig macht. Deren Hilfe wird vermehrt gebraucht und daher umso leichter angenommen. Helfende sind in der „Position von Autoritäten"[110]. Menschen in Angst können sich aufgrund früherer negativer Erfahrungen jedoch auch verschließen. Sie werden dann jede Form äußerer Unterstützung ablehnen.

Die folgenden Überlegungen beziehen sich primär auf Ängste auf der Basis eines stabilen Ich, weniger auf schwere und schwerste Ängste, die in den Kapiteln „Todesangst" und „Angst und Regression" erläutert wurden.

Erste Schritte

Aufbau und Stärkung von Sicherheit und Vertrauen
Menschen in Angst brauchen jemanden an ihrer Seite, der sie nicht alleine lässt, der Ruhe und Sicherheit ausstrahlt und ihnen Zuversicht gibt. Je sicherer sie sich begleitet fühlen, umso weniger tief wird ihre Angst sein. Zu dieser Sicherheit gehört auch die Gewissheit einer guten (palliativ-) medizinischen, pflegerischen, psychosozialen und seelsorgerischen Betreuung.

Objektkonstanz   Menschen in Angst brauchen ein Gefühl des Haltfindens und der Geborgenheit. Dies wird durch tragende äußere Strukturen und durch **vertrauensvolle Beziehungen** gestärkt. Eine gewisse „**Objektkonstanz**", die sich auf einen Einzelnen (Pflegender, Angehöriger des Vertrauens o.a.), aber auch auf die Gruppe beziehen kann, erleichtert den Aufbau von Vertrauen. Im kranken Menschen und seiner Familie entsteht so das Gefühl, dass sie ihren Weg nicht alleine gehen müssen, sondern dass es Wegbegleiter gibt, die ihre Schritte etwas sicherer machen.

Die Frage nach dem Angsterleben

> **Merke:** In einer Atmosphäre, die Gefühle der Angst und die mit ihr in Verbindung stehenden Emotionen (beispielsweise Scham oder Wut) ernst nimmt, können diese leichter erlebt, ausgedrückt und angenommen werden.

Abwehrhaltung   Auf Angst und in besonderer Weise auf die Angst vor dem Sterben wird vielfach mit Kontrolle und Abwehr reagiert. Die **Abwehr** mit ihren **zahlreichen Mechanismen** (Verdrängung, Projektion, Rationalisierung etc.)

---

[110] Kast, V., a. a. O., S. 11.

reicht **bis zur Abspaltung**. Als Bewältigungsmechanismen schwächen sie die Angst und stärken die Hoffnung.

Existiert eine allgemeine **Ängstlichkeit**? Inwieweit steht also nicht eine konkrete angstauslösende Situation im Vordergrund (Zustandsangst), sondern eine **allgemeine Angstneigung**? Hintergrund dieser Ängstlichkeit können schwierige Erfahrungen aus jüngerer Vergangenheit sein. Eine bettlägerige Patientin wirkte beispielsweise vor jeder Veränderung, insbesondere vor anstehenden Lageveränderungen stets angespannt und überaus unsicher. Wir erfuhren, dass sie ihr überforderter Ehemann lange Zeit zuhause pflegte, und sie während der Versorgung einmal aus dem Bett fiel. Der Umgang mit Ängstlichkeit erfordert ein besonderes Maß an **Einfühlungsvermögen, Behutsamkeit** und **Ausstrahlung von Sicherheit**.

Ängstlichkeit

Benennung und Differenzierung der Angst und ihrer möglichen Auslöser
Im Aussprechen und Benennen der Angst wird diese leichter. Benennungen identifizieren und formen. Zur Benennung gehören Differenzierungen: Von welcher Art ist die Angst? Welchen Ausdruck hat sie? Darüber hinaus ist zu klären, welche Situation Angst auslöst? Kann sie klar benannt werden? Durch ein Benennen und Einordnen der Angst können konkrete Befürchtungen und Ängste möglicherweise durch entsprechende Maßnahmen erleichtert bzw. genommen werden. Oder ist es eine diffuse Angst, die keinen konkreten Gegenstandsbezug hat, die Ausdruck „der Bedrängnis und Besorgtheit (ist) in bezug auf die Ungewissheit bzw. Undurchschaubarkeit der eigenen Lage"[111]?
Wie belastend ist die Angst? Welche Ressourcen der Bewältigung gibt es? Und: Welches Familienmitglied vermag dem Kranken Halt zu geben? Diese Person des Vertrauens sollte stärker eingebunden werden.

Wer ist der Kranke und sein familiäres Bezugssystem hinsichtlich der Angst?
Folgende Fragen sind von Bedeutung:

Fragen

- Konnte in der Lebensgeschichte ein tief liegendes Vertrauen entwickelt werden? Gab es die Erfahrung von Eltern, die die Ängste des Kindes und Jugendlichen aufnehmen konnten und ihm Schutz und Begleitung waren? Das Gefühl eines sicheren Platzes, das Gefühl von Schutz und Geborgenheit wird Angst weniger thematisch werden lassen.
- Gab es eine gelungene Loslösung und Entwicklung von Autonomie (Individuationsprozess, geglückte Individuation)? Fanden diese kaum statt, so kann die Angst im Hinblick auf die zu vollziehenden Loslösungen im Sterbeprozess wirkmächtiger sein.
- Welche Stellung hat die Angst in der Lebensgeschichte des Patienten? Gab es Krisen der Angst? Wie wurden Zeiten des Übergangs in der Biografie bewältigt?

---

[111] Fröhlich, W. D., a. a. O., S. 57.

- Ist Angst im familiären Bezugssystem Thema? Gibt es in den Strukturen der Familie Angst? Worin besteht diese? Familien, in denen Miss-
trauen und Angst vorherrscht, werden es schwer haben, sich gegenüber
Hilfe von außen zu öffnen und Vertrauen zu finden.

Diese Fragen können verständlich werden lassen, wodurch möglicherweise fehlendes Vertrauen zu anderen und zu sich selbst bedingt sein
kann. In der Pflege geht es freilich nicht um Aufdeckung biografischer
Hintergründe der Angst. Die entscheidende Frage ist die nach dem „Wovor", nicht primär nach dem „Warum" der Angst. Dennoch halte ich es
für einen ganzheitlichen Umgang mit der Angst für bedeutsam, eine weiter gehende Sicht der Persönlichkeit des Kranken und des ihn umgeben-
den Familiensystems mit einzubeziehen.

6.2.1.2 Weitere Schritte und Möglichkeiten des Umgangs

Achten auf eine Verbindung zu anderen Emotionen

Begleitende Gefühle

Angst steht in Verbindung zu anderen Emotionen. **Gefühle von Schuld,
Scham, Trauer, Hilflosigkeit, Ohnmacht oder Wut** gehen häufig mit
Angst einher. Angst kann diese Gefühle noch verstärken. Sie können
auch als **Sekundärgefühle** über der Angst liegen; beispielsweise Scham-
oder Schuldgefühle anstatt der Angst, wenn diese nicht erlaubt ist.

Patienten, die den nahenden Tod spüren, wollen häufig „weg", wollen
„nach Hause". Unter Mobilisierung ihrer letzten, von den Begleitenden
nicht mehr als verfügbar geglaubten Kräfte, versuchen sie „wegzukom-
men". Es macht die Tragik der Situation aus, dass sie vor dem, was ihnen
Angst macht, nicht weglaufen können. Sie müssen im Angesicht des Todes standhalten. Dies erzeugt noch tiefere Angst und ein Gefühl **absolu-
ter Ohnmacht**. So bleibt mitunter nur die Möglichkeit der **Aggression als
Ausdruck des Sichwehrens**: im Um-sich-Schlagen, im Zerstören von Ge-
genständen, in Autoaggression.

Haltfinden in sich selbst

Innere Unterstützung

So wichtig es ist, dass Begleitende versuchen, Halt zu geben, so wichtig
ist auch die Bemühung um Suche nach **Halt und Geborgenheit** der Menschen **in sich selbst**. Vielleicht gelingt es dem Kranken mütterliche, d. h.
bergende, schützende und umhüllende Seiten in sich zu erfahren. Gibt es
Bilder, welche „in der Seele aufsteigen, (und) die ein gewisses Geborgen-
heitsgefühl geben können"[112]? Angesprochen sind also **innere Helfer** im
Menschen. Können sie diese finden oder entwickeln, so stützt sie eine
wesentliche Hilfe in ihrer Angst. Auch der **eigene Atem** ist in dieser Hinsicht ein innerer Helfer.

---

[112] Kast, V., a. a. O., S. 79.

Gespräch

Das Gespräch ist ein wichtiges Element im Umgang mit der Angst. Ein ruhiger, Sicherheit vermittelnder Gesprächspartner des Kranken und seiner Familie wird sie in ihrer Angst ernst nehmen, und er wird sie unterstützen im Aussprechen dessen, was ihnen Angst macht. Die Zeit ihrer Angst ist Teil jener Zeit, in der sie unabweisbar stehen: der **Zeit des Abschieds und des Übergangs.**

Die Situation der Ungewissheit wirft viele Fragen auf. Wenn auch vieles an **Unsicherheit bezüglich des Kommenden** ausgehalten werden muss, so kann doch in manchen Situationen auf der Suche nach Gewissheit geholfen werden; beispielsweise im Hinweis auf **palliativmedizinische Möglichkeiten** bei Angst vor dem Ersticken oder in der Zusage, dass immer jemand da ist, gerade in Zeiten der Angst. Die Fragen berühren häufig auch die Lebensgeschichte des Patienten, auf der Suche nach Sinn und Halt auch Geistig-Religiöses. Hier kann das Gespräch zu einem Gebet überleiten. Das **Gebet schenkt Vertrauen**, Vertrauen, im Göttlichen geborgen zu sein.

Unsicherheit

Spezieller Pflegehinweis: Im Kontakt mit dem Patienten wird es zudem darum gehen, angstfreie Räume zu entdecken; zum Beispiel im Eintauchen in ein Erinnerungsbild der Freude oder im Durchführen einer Phantasiereise zu einem Ort, an dem der Kranke sich wohl fühlt.

Gefühl der Minderung bedenken

In der Angst erlebt sich der Mensch in einer Weise der **Minderung**. Dieses Gefühl der Minderung wird auf verschiedenen Ebenen erlebt[113]; auf der **Ebene der Vitalität** (beispielsweise die Angst vor dem Sterben als Bedrohung des Lebens), auf **der Ebene des Selbstwertes** (Beispiel: „Ich bin durch meine Hinfälligkeit und Pflegebedürftigkeit nichts mehr wert") oder auf der **Ebene der Selbstbestimmung** (der Kranke fühlt sich den Ärzten und dem Pflegepersonal, vielleicht auch den nächsten Angehörigen durch sein Kranksein ausgeliefert).

Ebenen

Körperliche Zuwendung

Spezieller Pflegehinweis: Angst hat stets auch einen körperlichen Ausdruck. Häufig belastet sie Atmung und Herz. Geeignete Maßnahmen wie z. B. atemberuhigende Einreibungen, die Anwendung von Auflagen (eine Auflage für das Herz mit Lavendelöl u. a.) und Düften, die zärtliche Berührung mit den Händen usw. können eine deutliche Entspannung bewirken. Sie entkrampfen und mindern die Angst. In der Berührung wird Halt und Geborgenheit vermittelt.

Angst ist eine Emotion, die auf die Zukunft gerichtet ist. Daher ist es im Umgang mit der Angst wichtig, mit dem Kranken **im Hier und Jetzt** zu

---

[113] Ebd., S. 52.

sein. In der Wahrnehmung eines Duftes, im Erspüren einer Einreibung, im Geschehenlassen des Atems wird Gegenwart erlebbar. Im Spüren, was ist, wird das Dunkel-Ungewisse der Zukunft für Augenblicke abgegeben.

Medikamentöse Unterstützung
Der Umgang mit der Angst und ihren Ausdrucksformen stellt eine hohe Anforderung an die Begleitenden dar. Ängste vor dem Sterben sind tief liegende Ängste, die häufig eine medikamentöse Therapie erforderlich machen.
Zu Beginn der Nacht werden die Ängste der Kranken oftmals größer. Dies zeigt der erhöhte Bedarf an Schlaf- und Beruhigungsmitteln. Im Dunkeln fühlen sich die Kranken und Sterbenden verstärkt auf sich selbst gestellt. Ängste treten dann näher an sie heran und belasten sie. Die Angst vor der Undurchdringlichkeit der Nacht ist eine Angst vor dem Unheimlichen des Todes.

Bedarfsmedikation | Bei der Anwendung einer vom Arzt **verordneten Bedarfsmedikation** bei Angst und Unruhe muss darauf geachtet werden, was der Kranke an Angst zulassen kann und möchte, wieviel an Angst auszuhalten sinnvoll ist, und wieviel an **Angst und Unruhe** von den **Pflegenden mitgetragen** werden kann (beispielsweise Begleitung der motorischen Unruhe des Patienten, indem wir mit ihm am Bettrand sitzen oder einige Schritte mit ihm gehen). Je sicherer Pflegende in sich selbst sind, je besser sie mit eigenen Ängsten umgehen können (Angst vor Überforderung und Ohnmacht, Angst vor möglicher Aggressivität des Kranken usw.), umso mehr werden sie die Ängste des Kranken ohne sofortige Gabe von Anxiolytika oder Sedativa aufnehmen können.
In der tiefsten und dramatischsten Form der Angst vor dem Sterben, der **akuten Todesangst**, ist ein **sofort wirksames, hochpotentes Medikament** zumeist unabdingbar. Es ist in der Regel der letzte Rettungsanker in der wegreißenden Flut der Todesangst.

6.2.1.3   Umgang mit Abwehr der Angst

Die Begleitung von Menschen, die bis zuletzt in einer Abwehr gegenüber dem nahen Tod leben, ist eine Herausforderung. Betreuende fühlen sich oftmals unsicher und hilflos, wenn sie in Kontakt mit Abwehrmechanismen kommen. Wie sollen sie sich verhalten? Lassen sie Abwehr zu oder begrenzen sie sie? Welchen Stellenwert hat der eigene Anspruch auf Vermittlung der „Wahrheit"?
Dass gerade Menschen in Grenzsituationen verstärkt Abwehrmechanismen zum Schutz ihrer Identität einsetzen, ist unmittelbar einsichtig. Sterben und Tod sind das Unbekannte und Unheimliche. Sie sind es, die in existenzielle Tiefendimensionen des Menschen hineinragen und die Stärke der Angst auslösen. Diese Stärke der Angst ist bedrohlich und muss abgewehrt werden. Folgende **Abwehrmechanismen** sind vor allem zu nennen:

Abwehrmechanismen

Unterdrückung und Verdrängung
„Die Verdrängung als unbewusst ausgelöster und unterhaltener Abwehrmechanismus hat ihre bewusste Entsprechung in der Unterdrückung."
„Während die Verdrängung durch das unbewusst bleibende Angstsignal ausgelöst wird, fordert die Unterdrückung einen Willensakt."[114] Die Verdrängung wird beispielsweise in **irrealen Planungen** eines todkranken Menschen **für die Zukunft** erlebt.
Wie massiv Ängste sein können zeigt sich, wenn im Sterbeprozess die Abwehrleistung des Ich zurücktritt und es zu einer Offenlegung des Abgewehrten kommt. Diese Offenlegung kann sich dann in überflutenden, für den Kranken nicht mehr zu kontrollierenden Angstzuständen äußern.

Leugnung
„Eine Person, die im psychoanalytischen Sinn „leugnet", verhält sich so wie jemand, der einen bestimmten Sachverhalt in seiner Bedeutung nicht zugeben **will**. In Wahrheit ist aber Abwehr in Funktion. Das „Nichtwollen" ist unbewusst, und der Betreffende weiß auch nicht, dass er Abwehr einsetzt."[115]
Leugnung besteht, wenn beispielsweise ein Patient oder ein Angehöriger das Ausmaß der Krankheit verharmlost und daher die Folgen nicht anzuerkennen vermag.

Projektion
„Bei der Projektion werden eigene psychische Inhalte, vor allem Affekte, Stimmungen und Impulse, aber auch Bewertungen anderer Personen zugeschrieben."[116]

> **Beispiel:** Eine Patientin bittet darum, dass ihr Ehemann sie weniger besuchen möge, denn **er** könne die Schwere ihrer Situation nicht mehr ertragen. Nach Meinung des Teams aber ist es die Patientin selbst, die ihre Situation nicht mehr erträgt und ihre Not nun auf den Ehemann projiziert (er hingegen scheint den baldigen Abschied von seiner Frau angenommen zu haben)[117].

Isolierung vom Affekt
„Man kann bewusst bemüht sein, seine Gefühle zu „beherrschen". Dem bewussten Beherrschen von Gefühlen entspricht auf einer tieferen Ebene der unbewusst ausgelöste und aus unbewussten Motiven aufrechterhaltene Abwehrmechanismus Isolierung vom Affekt."[118]

---

[114] König, K.: Abwehrmechanismen. Göttingen (Zweite Auflage) 1997, S. 22.
[115] Ebd., S. 41.
[116] Ebd., S. 47.
[117] Das Beispiel ist entnommen aus: Stähli, A.: „Ich will mitfliegen, aber ich habe noch keinen Platz". Münster 2000, S. 15.
[118] König, K., a. a. O., S. 54.

Rationalisieren Dieser Abwehrmechanismus tritt bei Patienten auf, die mit Einsicht über ihre Situation sprechen können, ohne dass jedoch diese Einsicht an damit verbundene Gefühle gekoppelt ist. In direktem Zusammenhang steht das **Rationalisieren**, bei dem gefühlhafte Motive für ein Verhalten oder Handeln außer Acht bleiben.

Regression
In der Regression befindet sich die Person in einem früheren Entwicklungsstadium. Eine akute oder sich abzeichnende Gefährdung des Lebens kann hierfür Auslöser sein. „Bei Gefahren für Leben und Gesundheit treten oft Wünsche nach einer versorgenden und schützenden Mutter auf."[119] Dies entspricht der Erfahrung in der Begleitung Sterbender.

Depersonalisation
„Bei der Depersonalisation kommt es zu **Veränderungen der Körperwahrnehmung**. (...) Der Körper wird während einer Depersonalisation oft nicht als etwas Eigenes wahrgenommen"[120]. Bei akuten angstauslösenden Situationen kann eine Depersonalisation auftreten; so etwa, als bei einer lebensbedrohlichen Tumorblutung im HNO-Bereich der Patient den Eindruck vermittelte, dieser Bereich seines Körpers gehöre nicht zu ihm und könne daher nicht angstauslösend sein.

Magisches Denken
Hoffnung „Magisches Denken ist dadurch charakterisiert, dass es kausale Verknüpfungen annimmt, die das **Realitätsprinzip missachten**."[121] Magisches Denken tritt in der **Sehnsucht** des Kranken **nach Spontanheilung** auf. Es kann eine **Hoffnung** sein **bis zuletzt**.

> **Spezieller Pflegehinweis:** Abwehr in einer guten Weise zu begleiten, setzt **Vertrauen** voraus. In der Pflege besteht eine besondere Nähe zum Patienten und damit die Möglichkeit, Vertrauen aufzubauen. Eine Öffnung für die Wahrheit des Sterbens ist schmerzlich. Um diesen Schmerz zuzulassen, bedarf es beim kranken Menschen der Gewissheit, dass er in seiner Angst und seinem Schmerz **Schutz** erfährt, dass ihn **Sicherheit und Geborgenheit in der Beziehung** stützen.

Öffnung Ein Weg der **Öffnung** ist oftmals ein Weg in kleinen Schritten (die Seele des Menschen wird sich nur so weit öffnen, wie sie es erträgt). Es ist ein Weg, der Sorge trägt um **richtige Formulierungen**, um den **richtigen Zeitpunkt**, um die **Wahrheit der Gebärde und des Blickes**. Er achtet darauf, welche Abwehr der Patient einsetzt und welche Möglichkeiten der Öffnung der Patient hat. Er beachtet die „**Toleranzgrenze des Ich**"[122]. Es ist zu fragen: Welches Bedürfnis hat der kranke Mensch, was braucht er?

---

[119] Ebd., S. 87.
[120] Ebd., S. 90.
[121] Ebd., S. 66.
[122] Ebd., S. 35.

Besteht ein Wunsch nach Veränderung? Besteht dieser Wunsch, so wird er von der Erwartung begleitet sein, dass sich **Änderungen positiv** auswirken. Zugleich aber wird die Sorge gegenwärtig sein, dass **Veränderungen** vermehrt **Angst, Kontrollverlust** u. a. mit sich bringen. Diese **Ambivalenz** gilt es zu beachten.

Stets haben Betreuende selbstkritisch ihren eigenen Wunsch nach Annahme der Krankheit von dem des Patienten zu trennen. **Widerstände dürfen nicht durchbrochen werden.** Sie sollten aber für das achtsam sein, was der Patient ihnen in seiner Abwehr anbietet, welche **Ressourcen** er in der Auseinandersetzung mit dem Abgewehrten hat. Diese Ressourcen sind ein **Stück neuer Hoffnung.** Sie sind umso bedeutsamer, als für den Patienten mit dem Zulassenkönnen von bisher abgewehrter Angst eine alte Hoffnung stirbt.

Ressourcen

> **Merke:** Eine Annahme des Unabänderlichen, verbunden mit einer vertrauensvollen Gelassenheit in das, was kommt, ist vielleicht eines der höchsten Ziele, das in der Begleitung Sterbender erreicht werden kann.

Ich möchte nachfolgend ein **Beispiel** anführen, in dem die Tragweite körperlicher Zuwendung im Umgang mit der Abwehr von Gefühlen zum Ausdruck kommt. Es ist kein Beispiel für einen Weg der Annahme des Sterbens. Es ist aber ein Beispiel dafür, dass sich diese Abwehr für einen gewissen Zeitraum lösen kann.

> **Beispiel:** Herr B., Mitte 40, ist verheiratet und hat einen zehnjährigen Sohn. Er ist an einem inoperablen Magenkarzinom erkrankt. Die Diagnose Krebs ist erst seit etwa einem halben Jahr bekannt.
> Wir erleben Herrn B. als einen freundlichen, an unserer Person und unserer Arbeit interessierten Patienten, der um seine Krankheit weiß, die Schwere seiner Erkrankung aber nicht anerkennen kann. Es gehe ihm, so Herr B., um eine gute Schmerztherapie, die nach einer Woche abgeschlossen sein solle, so dass eine Entlassung nach Hause möglich werde.
> Während seines Aufenthaltes auf der Palliativstation verschlechtert sich der körperliche Zustand von Herrn B. jedoch deutlich. Gespräche, die auf diese Veränderung einzugehen versuchen, werden vom Patienten nicht ertragen. Abrupt erfolgt ein Umschwenken auf ein Thema, das dem Patienten Sicherheit gibt.

Wir stellen uns die Frage: Wie können wir mit dieser starken Abwehr in einer Weise umgehen, die auf der einen Seite seine Haltung anerkennt, auf der anderen Seite den hohen emotionalen Druck, den der Patient erlebt, entlastet. Wir entscheiden uns, in erster Linie den Weg des Atems und der Berührung zu gehen. Die Wirkung einer **Atembehandlung** durch die Atemtherapeutin zeigt uns diesen Weg auf: „Ich spüre, ich erreiche seine Gefühle, ohne dass Herr B. in der Hast anderer Gedanken weglau-

Körperliche Zuwendung

fen muss." Herr B. sagt einen Tag nach der Behandlung: „Ich wollte, ich könnte weinen." Dies sagen zu können, empfinden wir als einen großen inneren Schritt. **Pflegerisch** versuchen wir durch **Einreibungen** beider stark ödematöser Beine ein Stück Entlastung zu ermöglichen. Hierbei bitten wir, den Patienten je ein Bein auf unserem Bein ruhen zu lassen, sich nicht anzustrengen, nichts zu tun, sondern die Berührung geschehen zu lassen. In diesen Situationen tragen **wir** das Bein, nicht Herr B.

Insgesamt erfahren wir, dass die körperliche **Zuwendung** in ihrer **Wirkung weiter reicht als das Gespräch**. Es geht bei dieser Zuwendung um ein **Geschehenlassen**, nicht um ein Tun. Auf dieser Ebene kann sich der Patient eher seinen Gefühlen öffnen. Er erlebt, dass nicht alles Fühlen in ihm angstbesetzt ist. Dadurch spürt er eine **deutliche emotionale Entlastung**.

Als Herr B. stirbt, hat sich ein Großteil seiner Abwehr nicht gelöst. Doch ist es uns gelungen, eine Möglichkeit zu finden, dass Gefühle angstfrei wahrgenommen werden können.

Angehörige · Eine schwierige Situation kann auftreten, wenn **Angehörige** ihre **Angst** vor dem bevorstehenden Verlust **abwehren** und dadurch irreale Ziele vorgeben, der **Kranke** hingegen sein baldiges **Sterben anerkennt**. Hier wären in einem **intervenierenden Gespräch** „die zugrunde liegenden guten Absichten anzuerkennen, die unterschiedlichen Standpunkte zur Sprache zu bringen, der Austausch zurückgehaltener Gefühle zu fördern und gemeinsames Teilen der Gedanken, Ängste und Hoffnungen zu ermöglichen. Ziel ist nicht, die Familie auf eine Einstellung zu einigen, sondern ihr zu helfen, die verschiedenen Haltungen als Beiträge für die **gemeinsame Bewältigung** zu verstehen, und sie zu ermutigen, offen darüber zu sprechen. Entscheidend ist, dass die **Familienmitglieder** aus ihrer **Isolation heraustreten** und **zu emotionaler Nähe finden**"[123].

> **Spezieller Pflegehinweis:** Bei Gefährdung von Kranken, die sich nicht mehr artikulieren können, etwa bei einer erzwungenen Eingabe von Mahlzeiten, die eine Erstickungsnot hervorruft, ist zum Schutz des Patienten eine deutliche Intervention gegenüber den Angehörigen notwendig.

6.2.2 Angst bei Pflegenden

Auch Pflegende haben Angst, fühlen sich unsicher und angespannt, wissen nicht weiter. Sie kennen das Gefühl der Bedrohung, die Reaktionen des Sichschützens und des Weglaufenwollens.

> **Beispiele:**
> 1. Ich betrete das Zimmer von Herrn S. Als ich mit der Versorgung beginnen möchte, schlägt der Patient um sich. Ich habe Angst und

---

[123] Strittmatter, G.: Einbeziehung der Familie in die Krankenbetreuung und begleitende Familientherapie. In: Aulbert, E./ Zech, D., a. a. O., S. 821.

fühle mich für einen Augenblick wie erstarrt. Rasch trete ich vom Pflegebett zurück.

2. Meine Aufgabe ist es, erstmalig eine ALS-Patientin zu betreuen. Ich weiß um die spezifischen Schwierigkeiten in der Pflege und habe große Angst, überfordert zu sein, nicht mehr weiter zu wissen, Fehler zu machen.

3. Ich begleite eine Patientin mit starker Atemnot und Angst. Entlastende Maßnahmen, die sonst greifen, bringen nur wenig Erleichterung. Ich werde unsicher und merke, dass ich in dieser Situation keine Hilfe sein kann. Diese Unsicherheit spürt auch die Patientin.

Wovor besteht Angst?
Ängste belasten auch Pflegende. Sie haben Angst vor Überforderung und Ohnmacht (bei massiven Tumorblutungen, akuten Atemnotattacken der Kranken u. a.), vor Aggressivität und Wut, vor psychoseähnlichen Krisen der Patienten. Sie kennen die Angst vor dem Versagen, die Angst vor Schuld und Beschämung, vor eigener Wut und Aggression und vor zu tiefer Trauer. Vielleicht kennen sie auch die Angst, nicht anerkannt zu werden, abgelehnt zu werden.... Und sie kennen die Angst vor eigener schwerer Krankheit, vor dem eigenen Sterben und dem Tod.

Was löst die Angst anderer bei Pflegenden aus?
Angst wirkt atmosphärisch. Dies wird als eine Spannung im Raum erfahren, die körperlich zu spüren ist. Die Atmosphäre der Angst nimmt hinein, sie steckt an. Die Angst der Patienten und ihrer Angehörigen kann also unmittelbar **Gefühle der Anspannung und Unsicherheit** erzeugen. Doch ihre Angst ruft auch den **Helferinstinkt**. Sie weckt das **Bedürfnis, Sicherheit zu geben und zu schützen**.
Effekt

Begleitung in akuter Todesangst
Akute Todesangst ist eine erschütternde Erfahrung. In ihr, die eine totale Vernichtungsangst ist, erleben Helfende sich selbst als ohnmächtig. Sie haben nur wenig Handlungsmöglichkeiten. Ihr ureigener Instinkt, Schutz zu geben, versagt.
Diese Form der Angst zeigt deutlich die eigene Begrenztheit. Sie zeigt drastisch, nicht omnipotent zu sein. Das Gefühl der Ohnmacht will verarbeitet sein, zugleich gibt es jedoch einen Anstoß, zu lernen, die eigene Endlichkeit anzunehmen.
Mit dieser dramatischsten Form der Angst brechen zugleich **Fragen** auf: Gibt es in dieser Angst nur Abgrund? Oder gibt es noch einen Grund, vielleicht einen letzten tragenden Grund (psychisch, metaphysisch, religiös)? Oder fällt die Seele unendlich?...
Fragen
Diese Fragen sind nicht einfachhin zu beantworten. Es sind **offene Fragen**. Mögen sie in eine **tröstliche Antwort** hineinwachsen!

6.2.2.1 Möglichkeiten des Umgangs

Erste Schritte

Angstgefühle wahrnehmen
Wenn Pflegende in einer angstauslösenden Situation stehen, zeigt der der Angst innewohnende Handlungsimpuls Wege des Umgangs auf. In unmittelbarer Bedrohung (beispielsweise durch Aggression) werden sie sich schützen, in Situationen der Überforderung Hilfe holen (Impuls des Weggehens). Vorhandene Befürchtungen werden durch ein Ansprechen in der Pflegegruppe entlastet.

> **Merke:** Aus einem gewissen Abstand sollte die Angst noch einmal wahrgenommen werden. Es ist gut, sie anzuschauen, sie zuzulassen. Angst zu haben darf sein.

Situationsanalyse, Benennung und Differenzierung

Analyse

Wird die Situation der Angst noch einmal **reflektiert**, sind folgende **Fragen** von Bedeutung: Wovor habe ich Angst? Gibt es einen klar bestimmbaren Auslöser? Was habe ich in dieser Angst empfunden? Wie habe ich reagiert? Was habe ich vielleicht an Schwierigem erwartet? Ist die Intensität meiner Angst dem Anlass angemessen? Was ist möglicherweise der tiefere Grund meiner Angst? Und: Was würde mich entlasten, was würde mir jetzt gut tun?
Mit dieser Situationsanalyse, vielleicht gemeinsam mit einem **Mitarbeiter des Vertrauens** durchgeführt, wird eine **differenziertere Sicht** auf die eigene Angst möglich. Wir benennen sie und versuchen sie einzuordnen. Durch diese **Identifikation** kann die Angst **greifbarer** werden. Hat die Angst keinen eindeutigen Auslöser, so sollte dieser Angst nachgegangen werden. Ruht sie möglicherweise auf einem inneren Konflikt? Oder ist sie Teil jener Angst, die unabdingbar zu uns Menschen gehört?

> **Merke:** Eine Situationsanalyse lässt die Angst klarer werden. Sie kann darüber hinaus der Ausgangspunkt für eventuell notwendige Bewältigungsformen der Angst sein.

Wer bin ich in Beziehung zur Angst?

Selbstreflexion

Wie ich mit meiner Angst und der Angst anderer Menschen umgehe, hat immer damit zu tun, wer ich in Bezug auf die Angst bin. Daher lädt die Angst zu einer **Selbstreflexion** ein. Ein Nachdenken über die Angst kann auch deutlich machen, inwieweit ich möglicherweise abwehre.

Übersicht 5: Fragen zur Selbstreflexion

> - Bin ich ängstlich? Wie äußert sich diese Ängstlichkeit? Weiß ich um ihre Gründe?
> - Ist Angst etwas, das mich ängstigt?

- Kenne ich Ängste in meiner Biografie? Weiß ich um ihre Wurzeln?
- Was ist meine Grundangst (Beispiele: Angst vor Mangel, vor Verletzung oder vor Versäumnis)? Wie verberge ich sie?
- Kenne ich Ängste vor Verlust, Versagen, Grenzüberschreitung und Ablehnung?
- Sind Begriffe wie Loslösung, Selbstständigkeit und eigenständige Entwicklung in meiner Lebensgeschichte konfliktbesetzt?
- Kenne ich die Erfahrung, in der Angst unterstützt worden zu sein?
- Spüre ich Vertrauen in mir, trotz aller erfahrenen Ohnmacht und Hilflosigkeit in meinem Leben?

Was nötig ist: Gelassenheit

In der Angst verschließt sich Zukunft. Man fühlt sich eingeengt, gefährdet, bedroht. Die Haltung der **Gelassenheit** verschließt nicht. Sie ist eine Gebärde der **Offenheit** und des **Geschehenlassens**. Gelassenheit ist eine Schwester des **Vertrauens**. Sie begegnet dem, was war und dem, was kommt, ohne Angst. *(Gelassenheit)*

In der Gelassenheit drückt sich ein Vertrauen in das Leben, drückt sich ein Gefühl des „**Getragenwerdens vom Leben**" aus. Dies ist, so V. Kast, nichts anderes als die Hoffnung[124]. **Hoffnung** ist ein Gegenbild der Angst. In der Hoffnung wird ein tragender Grund gespürt. In der Angst ist dieser bedroht. Das, was hält, geht verloren. *(Hoffnung/Zuversicht)*

Gelassenheit steht also in nächster Nähe zu **Hoffnung und Zuversicht**. Wie sehr diese Gelassenheit gerade in der Palliativpflege gebraucht wird, zeigt sich in der intensiven Gegenwärtigkeit der Angst im Palliativ- und Hospizbereich. Im besonderen Maße sind es die **Extremsituationen** (akute Atemnot, große Tumorblutungen, psychoseähnliche Einbrüche), die immer wieder nach der Haltung der **Gelassenheit und innerer Ruhe** rufen. Durchstandene Erfahrungen im Verlaufe mehrjährigen Tätigseins in der Palliativpflege erleichtern es, in diesen kritischen Situationen gelassen zu bleiben. Eine große Hilfe ist immer der **Atem**. Sind Begleitende gut mit ihrem eigenen Atem verbunden, spüren sie sein gleichmäßiges, nicht zu rasches Kommen und Gehen, dann sind sie mit ihrer Mitte verbunden. Das **Bewusstsein für** diese **Mitte** schützt sie, von dem Atmosphärischen der Angst erfasst zu werden. Wenn sie in Kontakt mit ihrem Atem sind, wenn sie ihn und den Boden, auf dem sie stehen, wahrnehmen, dann werden sie der Angst des Kranken ruhiger und gelassener begegnen können.

Der Mensch ist Teil der Natur, und so ist auch der Weg des Sterbens ein natürlicher Prozess. Die Einsicht, dass auch er, wie jedes Element in der Natur, zu dieser zurückkehrt, dass auch er ein Teil des großen Ganzen ist, ist mir ein tröstliches, Gelassenheit schenkendes Bild. Es erinnert mich daran, nicht ängstlich festzuhalten und zu erwarten, sondern offen zu sein für das, was geschieht.

---

[124] Kast, V.: Freude, Inspiration, Hoffnung. München (Zweite Auflage) 1998, S. 72.

7 Ärger und Wut

Ärger gehört zu jenen Emotionen, die in irgendeiner Form nahezu täglich zu erleben sind, sei es bei sich selbst oder bei anderen. Dennoch ist das Verhältnis zu Ärger und Wut im Allgemeinen kein gutes. Sie sind wenig willkommen und werden daher nur ungern wahrgenommen. In helfenden Berufen, so scheint es, geraten Ärger und Wut überdies zu einer Bedrohung des Rollenverständnisses. Sie passen nicht zu den Erwartungen, die Helfer häufig an sich selbst haben, und die von außen an sie herangetragen werden, z. B. die Erwartung, stets freundlich und zuvorkommend zu sein und alle Bedürfnisse zu erfüllen. Ärger und Wut stehen im Widerspruch zu dieser Erwartungshaltung.

Wie Angst oder Ekel gehört auch die Wut zu jenen Emotionen, die in der Pflege schwerstkranker Menschen elementar erfahren wird. Das Ausbrechen von Wut beim Kranken und das Bemühen um die Bewältigung der Situation ist für die Begleitenden immer wieder eine besondere Herausforderung, v. a., wenn die Wut sich in Form von destruktiver Aggression entlädt. Aber auch das Erleben eigenen Ärgers und eigener Wut in der Pflegebeziehung erfordert einen guten Umgang.

Ärger und Wut sind im Bereich der Emotionen unvermeidbare Größen. Sie müssen daher bei der Reflexion des Themas „Emotionen in der Palliativpflege" berücksichtigt werden.

7.1 Theorie von Ärger und Wut

Bestimmungen von Ärger und Wut
Im **Ärger** wird ein Gefühl der **Anspannung** erlebt, begleitet von großer **motorischer Unruhe** und dem Bedürfnis, das in sich Angestaute nach außen zu entladen. In ihm kann ein Gefühl von Stärke empfunden werden[125].
Ärger hat, wie jede Emotion, einen bestimmten Ausdruck. Dieser Ausdruck zeigt sich etwa in der charakteristischen „**Zornesfalte**", in **veränderter Atmung**, einem **stechenden Blick** und/oder in **zusammengepressten Lippen**. In Situationen des Ärgers steht den eigenen Bedürfnissen

Ausdruck

---

[125] Weber, H.: Ärger. Psychologie einer alltäglichen Emotion. Weinheim 1994, S. 47.

etwas entgegen. Es besteht der Wunsch, dies Entgegenstehende und Störende aufzuheben oder zu beseitigen.

Wut ist **intensiver, äußerst gesteigerter Ärger.** „Man spricht von einer Intensivierung des Erregungsniveaus. Wut hat mehr affektive Intensität in sich als Ärger."[126] Wut kann heftig nach außen drängen, sie kann aber auch implodieren.

Ärger, Wut und Aggression

Definition: Aggression steht Ärger und Wut nahe, ist jedoch keine notwendige Folge aus ihnen. Bisweilen findet unbedacht eine Gleichsetzung statt. **Ärger und Wut** aber sind Emotionen, **Aggression** hingegen kennzeichnet ein Verhalten. Dieses Verhalten muss kein schädigendes sein. „Aggression bedeutet zunächst, zielgerichtet auf etwas zuzugehen mit der Intention, etwas zu verändern. Zielgerichtet auf etwas zuzugehen und etwas zu verändern, kann konstruktiv sein, kann aber auch destruktiv sein."[127] Eine destruktive Ausdrucksform von Aggression ist die **Gewalt,** sei sie körperlich oder seelisch, sei sie verborgen oder offenkundig.

Situationen, die Ärger oder Wut auslösen

Die Anzahl Ärger auslösender Situationen ist kaum überschaubar. Jeder Mensch wird individuell mit einer Vielzahl von Antworten den Satz ergänzen: „Ich ärgere mich, wenn... ". H. Weber gibt folgendes Ordnungsschema für individuell-empirische wie auch für allgemein-theoretische Antworten und Ansätze an[128]:

Übersicht 6: Ordnungsschema für Ärger auslösende Situationen

Ärger auslösende Tatbestände für den Modellfall
„Ein anderer Mensch (lat.: alter) löst meinen Ärger aus"

Frustrationen
• Alter leistet aktiven oder passiven Widerstand,
• alter stört aktiv oder passiv,
• alter verweigert oder entzieht Belohnungen.

Angriffe
• Alter greift mich an oder schädigt meinen Besitz,
• alter verletzt meinen Selbstwert, Stolz, meine Würde,
• alter verletzt oder beschneidet meine Autonomie,
• alter überschreitet die Grenzen meiner Privatsphäre.

Regelverstöße
• Alter verletzt allgemeine Regeln, Sitten, Werte,

---

[126] Kast, V.: Vom Sinn des Ärgers. Anreiz zu Selbstbehauptung und Selbstentfaltung. Stuttgart (Dritte Auflage) 2000, S. 22.
[127] Ebd., S. 14 f.
[128] Weber, H., a. a. O., S. 140.

- alter verletzt beziehungsmäßige Abmachungen,
- alter verletzt meine persönlichen Regeln.

Ärgernisse
- Äußere Merkmale, Eigenschaften, Gewohnheiten von alter,
- alter ist eine Quelle aversiver Reize (z. B. Lärm).

In einem weiteren, umfassenderen Ordnungsschema[129] wird berücksichtigt, dass nicht nur ein anderer Mensch, sondern auch **Objekte Ärger auslösen** können. Ferner gibt es **Situationen**, in denen ich mich über mich selbst ärgere. Zu bedenken ist auch, dass ich mich ärgern kann, wenn **ein Mensch** (alter) **andere Menschen in unguter Weise behandelt.**

Objekte/Situationen

Wohl ebenso häufig, wie eigener Ärger empfunden wird, bin **ich selbst Ursache von Ärger.** Auch ich ärgere andere Menschen, „wenn ich ihre Grenzen angreife, ihre Kreise störe, ihre Intentionen durchkreuze, ihren Selbstwert strapaziere". „Das ist ein Gedanke, der relativ schwer zu ertragen ist..... Es ist aber im Umgang mit Ärger ein fruchtbarer Gedanke"[130].

Reaktionen bei Ärger und Wut
Welche Reaktionen werden bei Ärger und Wut gezeigt? H. Weber eröffnet zwei Ordnungsdimensionen. Die erste **Ordnungsdimension** bezeichnet sie mit den gegenpoligen Größen „antagonistisch" und „friedfertig". In der **antagonistischen Reaktion** wird keine Annäherung oder Kompromissbildung gesucht. Dies bedeutet jedoch nicht, dass sie schädigen muss. Die zweite Ordnungsdimension wird mit „**Form des Engagements**" bezeichnet. Mit ihr stellt sich die Frage, „ob und in welcher Form ich eine Auseinandersetzung mit dem anderen und/ oder dem Tatbestand suche, ob ich mich in der Sache engagiere"[131].

Ordnungsschema für Formen der Ärgerreaktion[132]		
	Antagonismus	
Engagement	antagonistisch	friedfertig
offene und direkte Auseinandersetzung	• körperlicher Angriff • verbaler Angriff	• beherrschter Ausdruck • klärendes Gespräch • gemeinsame Problemlösung

Tabelle 1: Ordnungsschema: Formen der Ärgerreaktion

---

[129] Vgl. ebd., S. 142.
[130] Kast, V., a. a. O., S. 29.
[131] Weber, H., a. a. O., S. 160.
[132] Ebd., S. 164.

Ordnungsschema für Formen der Ärgerreaktion		
	Antagonismus	
Engagement	antagonistisch	friedfertig
indirekte oder verschobene Auseinandersetzung	• Angriff gegen Dritte • Gewalt gegen Sachen • indirekte Angriffe auf und Bestrafung von alter	• Gespräch mit Dritten • sachbezogene Inangriffnahme • Umleitung zu produktiven Arbeiten
internalisierte Auseinandersetzung	• Rachegedanken • alter abwerten • Brüten, „ruminating" • Selbstvorwürfe • Selbstmitleid	• Situationsanalysen • Perspektive von alter übernehmen • Akzeptieren/Hinnehmen • Verzeihen • Wunsch- und Tagträume
Auseinandersetzung wird vermieden	• Depression • Selbstaggression • Selbstgefährdung	• passiv bleiben • Ärger unterdrücken, wegstecken • Ablenkung • Bagatellisieren • Situation verfremden • Situation umdeuten • Humor

Keine eindeutige Zuordnung finden nach H. Weber: Sport (körperliche Bewegung), Entspannung, Rückzug (Verbergen) oder Überspielen von Ärger. Sport beispielsweise könne antagonistisch wie friedfertig sein[133].

Passive Aggressionen

So genannte „**passive Aggressionen**"[134], d. h. nicht direkt, sondern verdeckt ausgetragene Aggressionen als Folge von erlebtem Ärger sind **indirekte, antagonistische Ärgerreaktionen** (Beispiel: Nicht-mehr-Zuhören, demonstratives Schweigen). Passive Aggressionen sind **weniger angreifbar** als aktive, wirken aber dennoch **destruktiv**.

Ziele der Reaktionen auf Ärger und Wut
Wird Ärger oder Wut empfunden, so kann sich die Frage erheben, inwieweit das daraus resultierende Verhalten etwas in dem Sinne verändert oder bewirkt, wie es der eigenen Vorstellung entspricht. **Vier übergeordnete Ziele** können angegeben werden[135]:

---

[133] Ebd., S. 164 f.
[134] Kast, V., a. a. O., S. 89 ff.
[135] Weber, H., a. a. O., S. 178 ff.

Übersicht 7: Ziele der Ärgerreaktion

1. Den Ärger gemäß seinen Komponenten beeinflussen (beispielsweise Reduzierung des Ärgererlebens).
2. Änderung der Ärger auslösenden Situation (indem sich beispielsweise die Situation oder der Tatbestand so ändert, wie ich dies möchte), Änderung meiner selbst oder Vermeidung, sich mit der Situation auseinanderzusetzen.
3. Schutz des Selbstwertgefühles (umso deutlicher, wenn persönliche „Wunden" angegriffen werden) und des Selbstkonzeptes.
4. Regelung der Beziehung zu anderen (beispielsweise Korrektur eines für mich störenden Verhaltens).

Funktionen von Ärger und Wut

Ärger und Wut zeigen an, dass etwas nicht so ist, wie es sein sollte. Es sind Grenzverletzungen, die in Ärger auslösenden Situationen zum Ausdruck kommen. Daher fordern Ärger und Wut heraus, „grenzbewusst zu werden"[136]. Zu fragen ist: Wo sind die eigenen Grenzen, wo die des anderen? Warum kam es zu Grenzverletzungen? Wie können Grenzen verändert werden? V. Kast schreibt: „Der Sinn des Ärgers ist es, Situationen so zu verändern, dass Selbsterhaltung und Selbstentfaltung immer wieder neu ermöglicht werden können, so gut das eben geht, im Dialog mit einem Du, das genau dasselbe anstrebt. Im Ärger steckt auch die Energie, diese Veränderungen anzugehen."[137] Ärger und Wut wirken also zudem energetisierend. In ihnen lebt die Kraft und die Möglichkeit zur Veränderung.

7.2 Ärger und Wut in der Palliativpflege

7.2.1 Ärger und Wut bei Schwerstkranken, Sterbenden und ihren Angehörigen

Das Feld möglicher Erfahrung von Ärger und Wut in der Begleitung Schwerstkranker und ihrer Angehörigen ist ein weites und in den Weisen ihres Ausdrucks ein vielgestaltiges. Ärger und Wut aus aktuellen Geschehnissen heraus treten auf, aber auch so genannter „alter" Ärger und „alte" Wut, frühere Verletzungen also, deren innere Bilder durch (geringe) äußere Anlässe reaktiviert werden können. Diese Reaktionen treten oftmals mit großer Heftigkeit hervor. Pflegende sind dann erschüttert und zugleich ratlos, denn sie kennen meist die zurückliegenden Ereignisse nicht.

Merke: Der nahende Tod bedroht das Leben elementar. Diese Bedrohung kann neben der Angst eine zutiefst ohnmächtige Wut hervorrufen.

---

[136] Kast, V., a. a. O., S. 20.
[137] Ebd., S. 32.

Mögliche Auslöser und Gründe von Ärger und Wut

Personengruppen Situationen, die Ärger oder Wut bei Kranken und ihren Angehörigen auslösen, sind vielfältig. Sie können sich bei **Patienten** auf ihre Angehörigen (beispielsweise in der alten Wut des Patienten auf seinen Vater), auf die Pflegenden (etwa aus dem Gefühl der Vernachlässigung heraus), auf sich selbst (beispielsweise in autoaggressivem Verhalten) und auf die Mitpatienten beziehen (etwa durch die nächtliche Unruhe des Zimmerkollegen). Sie können sich bei **Angehörigen** auf den Kranken (eine Tochter beispielsweise auf ihre kranke Mutter), die Pflegenden (im Vorwurf einer Ehefrau etwa, ihren kranken Ehemann verhungern zu lassen) wie auch auf sich selbst richten (in Schuldvorwürfen an die eigene Person oder in Schuldzuweisungen, beispielsweise an Geschwister oder Freunde).

Situationen Die in Abschnitt „Situationen, die Ärger oder Wut auslösen" angeführte Übersicht „Ärger auslösende Tatbestände" deckt einen gewissen Teil der in der **Palliativpflege relevanten Situationen** ab. Sie erlaubt auch eine **Zuordnung** jener Situationen, in denen der Patient oder Angehörige selbst Ursache seines Ärgers ist. Dennoch ist es wichtig, dass über **aktuelle Anlässe** hinaus auch **zurückliegende Erfahrungen** Eingang finden. Den Betreuenden Schwerkranker und Sterbender begegnet immer wieder Ärger und Wut, die auf früheren Frustrationen und Angriffen beruhen. Darüber hinaus gibt es bei Kranken eine Wut, die ihren Grund in einer tief liegenden **Ohnmacht** hat. Hierzu ein Beispiel:

> **Beispiel:** Herr W. spürt in sich eine ohnmächtige Wut gegenüber seiner Krebserkrankung. „Die Krankheit ist stärker als ich", so der Patient. Die Krankheit ist nichts Greifbares, sie ist nichts, was sich anfassen lässt, packen lässt. Es gibt keine Möglichkeit, sich gegen sie zu wehren.

Ursachen Wut und mit ihr einhergehendes aggressives Verhalten kann auch durch große **Angst** veranlasst sein. Eine Patientin fühlte sich von den Pflegenden verfolgt und betrogen. Die Patientin schlug um sich, als versucht wurde, sie zu beruhigen. Sie wehrte sich ohnmächtig gegen eine Bedrohung, die als Schatten in ihr aufbrach.

Wenn das Auftreten von Ärger und Wut **lebensgeschichtlich** zu begründen ist, dann ist es oftmals wenig greifbar, denn es handelt sich um frühe Gefühle, unter denen viel Schmerz und Trauer über Unerfülltes liegen kann. Eine Wut, die in der Lebensgeschichte eines Menschen verankert ist, kann sich zu **Hass** steigern; so beispielsweise in dem Hass einer Tochter auf ihren gewalttätigen Vater. Dieser Hass machte eine Versöhnung unmöglich.

Formen der Reaktion auf Ärger und Wut

Situationen Wie reagieren Patienten, wenn sie ärgerlich oder wütend sind? **Pflegende** kennen die **Suche** nach einem **klärenden Gespräch** (z. B. wenn ein Patient sich darüber ärgert, dass ungefragt die Medikation verändert wurde, und er um Aufklärung bittet), den beherrschten Ausdruck, die Suche nach einem Gespräch mit Dritten, die **Bemühung** des Kranken, die **Perspektive der Pflegenden** zu gewinnen (beispielsweise zu sehen, dass Mitpatienten in gleicher Weise der Zuwendung bedürfen), akzeptieren, hinnehmen und verzeihen, aber auch passiv bleiben und Ärger oder Wut unterdrücken. Andererseits erleben sie auch, dass der Kranke aus seiner **Bedrängnis** heraus um sich schlägt, dass er sich selbst schädigt, dass er schimpft oder beleidigt, dass er sich selbst **Vorwürfe** macht, dass er resigniert, wie erstarrt wirkt usw.

Wie reagieren **Angehörige**, wenn sie verärgert oder wütend sind? Alle von H. Weber angeführten Formen werden erfahren; also offene und direkte, indirekte oder verschobene, internalisierte und vermeidende **Auseinandersetzungen**, – antagonistisch wie auch in dem Bemühen um Verständigung.

Wenn am Ende des Lebens noch einmal Versöhnung zwischen dem Sterbenden und seinen Nächsten möglich ist, so ist dies eine wunderbare Erfahrung.

Beispiel: Frau C., die in ihrer Kindheit selbst geschlagen wurde, und die ihren eigenen Sohn später wiederum schlug, durfte diese Versöhnung erleben. Ihr nun erwachsener Sohn konnte seiner Mutter verzeihen. Frau C. erlebte dies als eine Befreiung von einer lastenden Bürde.

7.2.1.1 Möglichkeiten des Umgangs und der Entlastung

Erste Schritte

Annahme und Offenheit
Wie können Pflegende in einer konstruktiven Weise mit den Gefühlen Ärger und Wut bei Patienten und ihren Angehörigen umgehen? Voraussetzung hierfür ist, für diese Emotionen offen zu sein, sie nicht abzuwerten, sondern die in ihnen liegenden Bedürfnisse, Möglichkeiten und auch Konflikte wahrzunehmen.

Merke: Die Fähigkeit, Ärger und Wut unbefangen aufzunehmen, bedarf innerer Ruhe und Gelassenheit, denn es ist die Fähigkeit, dem Feuer dieser Emotionen ohne Scheu und – richten sie sich gegen die Pflegenden – auch ohne Kränkung ins Anlitz schauen zu können.

Die Frage nach dem Erleben von Ärger oder Wut
Ärger und Wut werden häufig abgewehrt, sei es durch Unterdrückung, Verdrängung oder einen anderen Abwehrmechanismus. Daher kommt

der Achtsamkeit, insbesondere in Bezug auf die Körpersprache des Kranken, eine wichtige Bedeutung zu. Wut steht zudem in Verbindung mit anderen Emotionen. Gefühle der Angst, der Schuld, der Scham, des Ekels und der Trauer können diese mit sich bringen.

Praktische Auswirkungen
Wird Ärger in Bezug auf bestimmte pflegerische Maßnahmen erlebt, so wird dieser oftmals nicht direkt angesprochen. In der Begleitung ist dann eine **nicht ausgesprochene Unzufriedenheit** wahrzunehmen. So konnte die Ehefrau eines Patienten dem Team ihren Ärger über die in ihren Augen ungenügende Betreuung nicht direkt mitteilen. Stattdessen beklagte sie sich wiederholt bei der Ehefrau des Mitpatienten über die schlechte Behandlung. Bei der Kritik dieses Verhaltens ist zu bedenken, dass bei kranken, von Hilfe abhängigen Menschen und ihren Angehörigen ein offenes Zeigen des Ärgers durch Angst vor Benachteiligung verwehrt sein kann.

Ärger und Wut können jedoch auch **mit Vehemenz hervorbrechen**. Sie schaffen sich dann Raum in **antagonistischem Verhalten**, also beispielsweise in verbalen oder körperlichen Aggressionen, in **Gewalt** gegen Sachen, in **Abwertungen** usw. Immer kommt in diesen Reaktionen die energetische Seite der beiden Emotionen zum Ausdruck. In ihnen tritt eine oftmals nicht mehr geglaubte (letzte) Lebensenergie des Kranken zutage.

Benennung und Differenzierung des Ärgers und der Wut und ihrer möglichen Auslöser

Menschen, die sich ärgern oder wütend sind, stehen unter einer hohen inneren Anspannung. Ein Aussprechen und Benennen dieser Emotionen setzt einen gewissen Abstand zu ihnen voraus[138]. Dieser Abstand ermöglicht im Gespräch mit dem Kranken oder den Angehörigen eine genauere Differenzierung: Von welcher Art sind Ärger und Wut? Gibt es eine aktuell auslösende Situation? Auf wen richten sie sich? Gibt es ein eindeutig bestimmbares Objekt? Welche Bedürfnisse wurden verletzt, welche Grenze wurde überschritten? Weiterhin: Wie sehr belasten Ärger und Wut? Welche Möglichkeiten der Bewältigung haben der Patient und die ihm nahe stehenden Angehörigen?

Bei den beiden zuletzt genannten Fragen sollte bedacht werden, dass die mit Ärger und Wut einhergehende Anspannung für kranke Menschen umso schwerwiegender ist, als übliche Methoden der Bewältigung (beispielsweise durch sportliche Betätigung) häufig nicht mehr möglich ist. Hinzu kommt, dass die Situation des nahenden Todes sie und ihre Angehörigen möglicherweise mit bisher nicht gekannten Gefühlen von Ohnmacht und Wut konfrontiert, bei denen gewohnte Bewältigungsstrategien nicht mehr greifen.

---

[138] Wer von Gefühlen des Ärgers und der Wut überflutet wird (diese Überflutung schafft sich zumeist in unkontrollierter und destruktiver Aggression Ausdruck), kann diesen Abstand aktuell nicht leisten. Hier geht es dann ohne Frage nicht um eine Differenzierung, sondern um sofortige Begrenzung und Entlastung (siehe spätere Ausführungen).

Wenn die Frage nach einer **aktuell auslösenden Situation** von Ärger, Wut und Aggression im Raum steht, so ist zu berücksichtigen, dass dieser häufig ein Netz **verschiedener Ursachen** und **begünstigender Faktoren** zugrunde liegt, das über einen **weiten Zeitraum** entstanden ist. Der oftmals **lange Verlauf einer Krankheit** bringt eine Vielzahl von **Enttäuschungen und Frustrationen** mit sich, die sich auf dem Hintergrund weiterer verletzender Erfahrungen und persönlicher Kränkungen in der Lebensgeschichte des Kranken zu einem „Affektstau" entwickeln können, der sich möglicherweise einmal unkontrolliert und bedrohlich entlädt.

Vorgeschichte

Unter Wut und Aggression können Gefühle der Angst, der Ohnmacht, der Trauer usw. liegen. Dies gilt es, in Betracht zu ziehen.

Hierzu ein **Beispiel:**

Verlassenheitsangst von Frau A.
Frau A. ist eine zunehmend immobile Patientin, die ein sehr großes Zärtlichkeits- und Nähebedürfnis besitzt. Während einer Nacht bittet sie mich wiederholt, länger bei ihr zu bleiben. Die Situation in dieser Nacht erlaubt dies aber nur sehr bedingt, da sich viele Mitpatienten melden und Hilfe benötigen. Je weniger Frau A. ihr Bedürfnis nach Nähe erfüllt sieht, umso schwieriger wird die Situation. Sie ruft ihren Ehemann an, dass er kommen möge. Da er aber selbst krank ist, vermag er dies nicht. Auch beklagt sich die Patientin telefonisch bei ihren Angehörigen. Mir gegenüber wird die Patientin immer ungehaltener und wütender. Ich werde von ihr aufgrund meiner vermeintlichen Versäumnisse heftig beschimpft.

Offensichtlich ist bei Frau A. ein großes Bedürfnis nach Nähe und Geborgenheit nicht erfüllt worden. Darauf reagiert sie mit Wut (Beschimpfungen). Es entsteht, so mein Eindruck, ein starkes Gefühl von Verlassenwerden, eine große **Verlassenheitsangst**, die in ihrer Intensität für mich auf ein altes Gefühl hinweist. In dieser Verlassenheitsangst scheinen sich **frühere Erfahrungen** zu reinszenieren.
Will man diese sich in Worten ausdrückende **Aggression** verstehen, so muss man die ihr **zugrunde liegende Angst** verstehen. Entsteht Aggression aus Angst, dann geht es um ein Lösen dieser Angst.

Verlassenheitsangst

Wer ist der Kranke und sein familiäres Bezugssystem hinsichtlich Ärger, Wut und Aggression?
In der Bemühung um ein möglicherweise besseres Verstehen von Ärger, Wut und Aggression ist es sinnvoll, sich einige Fragen zu vergegenwärtigen:
• Wie wurde mit Ärger und Wut in der Herkunftsfamilie umgegangen? Waren sie erlaubt? Welchen Ausdruck durften Ärger und Wut haben? Oder waren Ärger und Wut unerwünscht und mussten verborgen bleiben? Wie wurde auf diese Emotionen von außen reagiert? Mit Ignorierung, Vorwürfen oder Bestrafung?

Klärende Fragen

- Erfuhr das Bedürfnis des Nach-außen-Gehens und Sichnehmens („Aggression") des Kindes und des jungen Menschen eine gute Interaktion?
- Gab es Grenzüberschreitungen, beispielsweise durch Gewalt, Entwertung oder rigide Verhaltensweisen? Wer Grenzüberschreitungen erleben musste, wird auf Pflegehandlungen, die nicht abgesprochen worden sind, wird auf entwertendes Sprechen von Angehörigen, wird auf all das, was als „übergriffig" erfahren wird, überaus sensibel, möglicherweise mit Wut und destruktiver Aggression reagieren.
- Sind Selbstständigkeit, Selbsterhaltung und Selbstentfaltung in der Lebensgeschichte konflikthafte Größen? Menschen, die in ihren Möglichkeiten behindert wurden und sich stets eingeschränkt sahen, tragen ein hohes Konfliktpotential in sich.
- Welchen Ausdruck finden Ärger und Wut im gegenwärtigen familiären Bezugssystem? Dürfen diese Emotionen sein oder müssen sie abgewehrt werden?
- Gibt es Grenzüberschreitungen innerhalb dieses Bezugssystems (wenn beispielsweise die Ehefrau eines Patienten diesem ungewollt Essen eingibt)?
- Besteht unausgesprochener alter Ärger oder alte Wut?

7.2.1.2 Weitere Schritte und Möglichkeiten des Umgangs

Aussprechen und Dialog
Begegnen Ärger oder Wut bei Patienten und Angehörigen in einer kontrollierten Form, so ist ein klärendes Gespräch, wie es schon in der zuvor durchgeführten Situationsanalyse (Benennung und Differenzierung des Ärgers und der Wut und ihrer möglichen Auslöser) Eingang fand, ein wichtiges Mittel zur Entlastung.
Besonders wenn Pflegende selbst Auslöser von Ärger sind, sollten sie um ein offenes Ansprechen dieses Ärgers bitten. Durch eine Klärung des Störenden besteht die Möglichkeit zur Veränderung. Genau dies fällt häufig schwer, so dass sich der Ärger dann in anderer Weise ausdrückt (in Schweigen, körperlicher Anspannung o. a.).
Richtet sich der Ärger der Kranken oder Angehörigen gegen sich selbst (beispielsweise in Schuldvorwürfen und Selbstanklagen), so kann behutsam nach möglichen Ursachen und Bedingungen dieses Sich-nach-innen-Richtens des Ärgers gefragt werden.

Grenzbewusst sein

Grenzverletzungen

Der Umgang mit Ärger, Wut und Aggression erfordert stets ein Bewusstsein dafür, dass es bei diesen Emotionen und diesem Verhalten auch um Fragen nach **einer Achtung innerer und äußerer Grenzen** geht. **Grenzverletzungen**, seien sie aktuell (beispielsweise unerwünschtes Lagern) oder zurückliegend (etwa durch frühere Beschämungen) lösen Ärger oder Wut aus. In der ohnmächtigen Wut durch die existenzielle Bedrohung im Sterben ist es der Tod selbst, der die Grenze (des Lebens) überschreitet.

Spezieller Pflegehinweis: Ärger und Wut fordern in der Palliativpflege auf, grenzbewusst zu sein, d.h. achtsam zu sein, um Grenzen nicht zu übertreten, aber auch achtsam zu sein dafür, wenn Grenzen nicht beachtet werden beziehungsweise nicht beachtet worden sind. So ist sie sensibel für das, was im Beziehungsraum geschieht.
Bei hochgradig angespannten Patienten wird ein Innehalten, wird eine vermehrte Achtsamkeit für das, was ist, ungewollte Grenzüberschreitungen vermeiden helfen.

Bedürfnisse wahrnehmen
Erleben Helfende Ärger oder Wut beim Kranken oder seinen Angehörigen, so ist es gut, wenn sie sich nach deren möglichen Bedürfnissen erkundigen, denn in Ärger oder Wut – dies ist ein bedeutsamer Aspekt – wird ein **Bedürfnis** (werden Bedürfnisse) nicht befriedigt. Dies wird im Beispiel zur Verlassenheitsangst deutlich. Das Bedürfnis nach Nähe und Geborgenheit von Frau A. konnte von mir nicht erfüllt werden, worauf die Patientin mit Ärger und Wut reagierte.

Merke: Grenzbewusst sein bedeutet also auch, die Bedürfnisse in der Beziehung wahrzunehmen.

Finden der dem Bedürfnis gemäßen Interaktionsform
Ich möchte den Schwerpunkt meiner Überlegungen nun auf den **nonverbalen Umgang** mit der intensivsten Form des Ärgers, der **Wut**, legen. Was ist die dem Bedürfnis des Menschen gemäße Interaktionsform? Diese zu finden, ist nicht immer einfach. Es kann in bestimmten Situationen sinnvoll sein, die **Reaktion des Patienten** zu **unterstützen**, in seiner Bewegung mitzugehen, vielleicht mit ihm zu schreien, mit oder für ihn auf ein Kissen zu schlagen etc. In anderen Situationen kann es geboten sein, die **Wut primär** zu **begrenzen**, da sie sonst destruktiv zu werden droht. Bei impulsiver Aggression gegen die betreuende Person wird sie sich zunächst einmal selbst schützen. In diesen zumeist unerwarteten Momenten fühlt sie sich selbst bedroht.

Nonverbale Interaktion

Wut kann bisweilen **nicht** mehr **direkt ausgedrückt** werden. Dies wird in der Begleitung dann erlebt, wenn die Wut zwar in großer **körperlicher Anspannung** spürbar ist, die **Quelle der Wut** jedoch **verschlossen** bleibt. In der Begleitung findet sich dann oftmals **keine Möglichkeit unmittelbarer Entlastung**.

Verschlossene Wut

Beispiel: Das Problem der verschlossenen Wut: Herr M.

Herr M. erlebt eine innere Wut, zu der er jedoch keinen Zugang findet. Sie ist verschlossen und doch in großer körperlicher Anspannung gegenwärtig. In ihrer Intensität wirkt sie auf mich bedrohlich. Es ist, als könne Herr M. jeden Augenblick losschlagen.

> Die körperliche Spannung, die sich zeigt, löst in mir ein Gefühl von Bedrohtheit aus. Ich finde keine Bewältigungsmöglichkeit dieser im Körpergedächtnis eingegrabenen Wut. Dies macht mich ohnmächtig und hilflos. Es bleibt nur, diese Ohnmacht (mit) auszuhalten.

Zugängliche Wut   Ist die Wut für einen Patienten jedoch **besser zugänglich**, besteht also die Möglichkeit, sie **nach außen** zu **richten**, so kann dies **unterstützt** werden. Beispielsweise indem der Begleitende die Hände des Patienten gegen seine Hände drücken lässt, er dabei aber mit dem Impuls des Kranken mitgeht, d. h. heißt ihn empfängt, nachgibt (also nicht unterdrückt, indem er sofort dagegen angeht), adäquat zurückgibt und begrenzt, so dass der Bewegungsimpuls nicht ins Unbegrenzte und Haltlose geht. So wird ihm auch auf **der körperlich-energetischen Ebene** gezeigt, dass das Gefühl der Wut (aus-)gehalten werden kann, er damit **nicht alleine gelassen** wird.

Stimme und Bewegung

Entlastung   Stimme und Bewegung haben im Kontext einer **Entlastung der energetischen Komponente** von Wut und Ärger eine wichtige Bedeutung. Sie wirken, werden sie in einer guten und stützenden Weise begleitet, **unmittelbar befreiend** und haben so einen **kathartischen Charakter**. Die bloße Aufforderung, angestauten Ärger, angestaute Wut dadurch „loszuwerden", dass der Patient auf ein Kissen schlagen oder schreien möge, wird in der Regel zu kurz greifen. Für viele Patienten bedeutet Schreien oder Schlagen einen Kontrollverlust, der beschämend ist. Ein **gemeinsamer** (oder auch stellvertretender) **Ärger- oder Wutausdruck** ist hier zunächst ein gangbarerer Weg. Es ist den Menschen zu vermitteln, dass sie in ihren **Gefühlen willkommen** sind, dass sie in ihrem **Ärger** und ihrer **Wut angenommen** sind.

Umgang mit destruktiver Aggression

Destruktive Aggression hat einen **zerstörerischen und gewalttätigen Charakter**. Bei Menschen, die in extremer körperlicher und seelischer Not sind, ist sie Ausdruck eines letzten, ohnmächtigen und nicht mehr kontrollierbaren Sichwehrens.

Beispiele:
1. Die physische Verfassung des an Multipler Sklerose erkrankten Patienten Herrn K. verändert sich während seines Aufenthaltes im Krankenhaus dramatisch. Nach Beendigung einer Phase hohen Fiebers erwacht Herr K. am frühen Morgen. Er wehrt sich gegen die durchzuführende Temperaturkontrolle, indem er um sich schlägt. Er beschimpft mich („Hure", „Drecksau"), schreit um Hilfe, schreit: „Alles weg", „nichts mehr!" Herr K. will sich die Braunüle am Unterarm und den Blasenkatheter ziehen. Der Patient ist nicht mehr zu be-

ruhigen. Jede meiner Bemühungen empfindet er als Bedrohung, gegen die er sich zur Wehr setzt[139].

2. Herr Z. ist an einem Tumor im HNO-Bereich erkrankt. Infolge seiner Erkrankung besteht ein nahezu vollständiger Lymphstau im Gesicht, der ein Sehen (durch die massive Schwellung beider Augenlider) unmöglich macht. Als ich am frühen Abend das Zimmer des Patienten betrete, steht Herr Z. am Fenster und versucht gewaltsam, die Gardinen am Fenster herabzureißen. Der Tisch ist umgestoßen, Gegenstände liegen auf dem Boden. Als ich den Patienten zu beruhigen versuche, schlägt er um sich.

Taucht Aggression in solch destruktiver Form beim Patienten auf, so stellt sich die Frage nach einem angemessenen Umgang. Pflegende werden sich zunächst einmal selbst schützen (durch ein Zurücktreten) und entlasten (im Holen von Unterstützung und Hilfe). Sie werden auf sich und ihre unmittelbaren Reaktionen zu achten haben (nur allzu leicht erzeugt Gewalt wieder Gewalt).

Empfehlung: Der Patient, der außer sich geraten ist, benötigt Struktur und Grenzen. Diese zeigen sich in einer dem Patienten gegenüber deutlichen und klaren, nicht aber destruktiv-aggressiven Haltung. Wird der Patient von aggressiven Impulsen überflutet, so gilt es, ihn in seiner Fassungslosigkeit zu schützen, insbesondere vor Autoaggression (beispielsweise, dass der Patient den Kopf nicht gegen die Wand schlägt). Eine geeignete, stark sedierende Medikation ist in diesen Situationen zumeist unabdingbar.

Stehen Helfende in einem gewissen **Abstand** zu erfahrener Gewalt, so ist es wichtig, sich das Geschehen noch einmal vor Augen zu führen. Sie sollten sich nach möglichen **Auslösern** fragen: nach der Angst des Patienten, nach seiner Ohnmacht, nach Grenzüberschreitungen (auch durch Pflegende), nach Verdrängtem etc. Dieses **Hinterfragen** dient einem **besseren Verständnis** für die Situation und kann das **eigene Verhalten** noch einmal **kritisch beleuchten**. Im Gegenwärtigwerden des Geschehens erscheint das Erlebte noch einmal in einem anderen, **reflektierteren Licht**.

Hinterfragen

Ärger, Wut und Verstrickung
Pflegende kommen immer wieder mit **Beziehungskonflikten innerhalb der Familie** des Kranken in Berührung; so etwa, wenn alte Konflikte zwischen Geschwistern am Krankenbett des Vaters oder der Mutter wieder neu aufleben. Sie können dabei erleben, wie jede der Parteien versucht, sie auf ihre Seite zu bringen. Hier bedarf es einer **Positionsbestimmung gegenüber dem System**, um nicht in Gefahr zu geraten, ein Spielball fa-

Beziehungskonflikte

---

[139] Dieses Beispiel ist verkürzt aus meinem Buch: „Ich will mitfliegen, aber ich habe noch keinen Platz", a. a. O., S. 59 ff., entnommen.

miliärer Dynamiken zu werden. Ihr Bemühen muss es daher sein, **familiäre Konstellationen** in ihren **Gesetzmäßigkeiten zu erkennen** ("systemischer Blick"). Oftmals gilt es, diese auszuhalten. Mit Blick auf den Weg des Sterbenden und seiner Familie, auf dem **Versöhnung** eine unschätzbare Bedeutung hat, können konkrete Schritte des **Aufeinanderzugehens** angeboten werden. Die Annahme dieser Schritte bleibt aber in den Händen der Betroffenen.

7.2.2 Ärger und Wut bei Pflegenden

Ärger und Wut sind für Pflegende ein Thema. Auch sie empfinden Ärger und sind wütend, wenn sie ihre Grenzen überschritten sehen, und sie nicht in ihren Bedürfnissen erkannt werden. Vielleicht ist es die besondere Nähe und Beziehung, die sie durch die Pflege zum Kranken und seinen Angehörigen haben, die es mit sich bringt, dass sich Grenzen intensiver aneinander reiben können als in üblichen Lebenssituationen.

Mögliche Auslöser von Ärger und Wut

Übersicht 8: Auslöser von Ärger und Wut

- Ärger und Wut können durch **Frustrationen, Angriffe, Regelverstöße** oder **Ärgernisse** ausgelöst werden. Sie beziehen sich auf **Patienten** (beispielsweise aus dem Gefühl der Überforderung heraus), auf deren **Angehörige** (etwa indem sie mit ihrem Verhalten den Patienten überfordern), auf sich selbst (zum Beispiel bedingt durch fehlerhaftes Handeln) und auf **Kolleginnen und Kollegen** (ausgelöst etwa durch die Verbreitung von Gerüchten über die eigene Person), aber auch auf **Dinge, Situationen** und **Konstellationen**.

- **Stress** begünstigt Ärger. **Überlastung** in der Pflege bedeutet Stress. Dadurch entsteht eine erhöhte Ärgerdisposition.

- **Alter Ärger** und **alte Wut** können plötzlich gegenwärtig werden. Sie zeigen sich möglicherweise in einer dem Anlass nicht angemessenen Reaktion.

- Aus der Tiefe kann Ohnmacht und Wut gegenüber der **Macht des Todes**, gegenüber dem schweren **Schicksal** und dem großen **Leid** mancher Menschen empfunden werden.

Formen der Reaktion auf Ärger und Wut

Reaktionsmöglichkeiten

Wie reagieren Pflegende auf Ärger und Wut in sich, der durch andere ausgelöst wird? Sie reagieren möglicherweise **antagonistisch**, also **internalisiert**, z. B. in Rachegedanken ("Morgen werde ich die Ehefrau des Patienten nicht mehr beachten, denn sie war so unverschämt zu mir.") oder in Selbstvorwürfen ("Ich mache mir wegen meines falschen Verhaltens gegenüber der Familie Vorwürfe."), **vermeidend** (in der Vermeidung kann verdrängter Ärger sich gegen die eigene Person richten) oder **ver-**

schiebend (wenn die Familie oder der Partner den Ärger im Beruf zu spüren bekommt). Die Gefahr, **mit Gewalt** (körperlich, seelisch, sozial) zu reagieren, muss rechtzeitig erkannt und auf ihre Ursachen hin (beispielsweise Überforderung) hinterfragt werden. Zu bedenken ist die Macht der Worte und der Ton der Stimme, gerade dann, wenn sie von Ärger und Wut begleitet sind.

Ein **antagonistischer Ausdruck von Wut** im gegenseitigen „Explodieren" zweier streitender Personen (etwa zweier Kollegen) kann nicht unproblematisch sein, doch vermag er oftmals, gleich einem „reinigenden Gewitter", Verhältnisse zur Klärung bringen, die sonst unterdrückt oder in Form von Intrigen unterschwellig gegenwärtig blieben und eine **konstruktive Begegnung** unmöglich machten.

Im Blick auf H. Webers Ordnungsschema **friedfertiger Reaktionen** finden sich – je nach Situation und Person – alle von ihr angeführten Formen: beherrschter Ausdruck, klärendes Gespräch, gemeinsames Problemlösungshandeln, Gespräche mit Dritten, Situationsanalysen, Perspektive von alter (dem Patienten oder dem Angehörigen) übernehmen, z. B. deren Bedrängnis sehen können, Bagatellisierung und humorvolle Sichtweise. Körperliche Bewegung, Entspannung oder Rückzug sind den antagonistischen und friedfertigen Reaktionen ergänzend hinzuzufügen.

Was lösen starke Wut und destruktive Aggression der Kranken aus?
Mitunter sehen sich Begleitende heftiger Wut ausgesetzt. Hierzu zwei Beispiele (vgl. den Abschnitt „Umgang mit destruktiver Aggression"):

> **Beispiel 1:** Ich betrete das Zimmer von Herrn N. Es ist Zeit für die Nachmittagsmedikation, die ich Herrn N. geben möchte. Der Patient schreit mich daraufhin an: „Ihr bringt mich um! Ich brauche keine Medikamente mehr, ich kann über mich alleine entscheiden. Ich will raus, ich will weg hier!" Die Promptheit und Massivität des Vorwurfs macht mir Angst. Ich trete innerlich und äußerlich zurück.
>
> **Beispiel 2:** Der schlechte Hautzustand von Herrn P. macht eine Lagerung notwendig. Nachdem meine Frage nach seiner Einwilligung in den Vorgang keine eindeutige Antwort erhält, beginne ich mit der Umlagerung. Herr P. wehrt sich daraufhin. Er schlägt um sich. Erschrocken breche ich den Versuch sofort ab.

Die Erfahrung von Wut, die sich in verbaler oder körperlicher Gewalt gegen Helfende ausdrückt, gehört mit zu den belastendsten Ereignissen in der Palliativpflege. Sie lösen Gefühle der Angst und Bedrohung aus, die verunsichern. Auch wenn es gelingt, dass die Geschehnisse verstehbarer werden und ein entlastender Umgang gefunden wird, so hinterlässt ihre Vehemenz doch meist bleibende Spuren. Es sind **Schattenerfahrungen**, denen sie in diesen Situationen ausgesetzt sind und die sie elementar treffen können.

Schattenerfahrungen

7.2.2.1 Möglichkeiten des Umgangs und der Entlastung

Erste Schritte

Ärger und Wut wahrnehmen
Ein konstruktiver Umgang mit Ärger und Wut setzt voraus, sich dieser Emotionen nicht zu verschließen, also die Bereitschaft zu haben, sie bei sich wahrzunehmen, sie zuzulassen, um die ihnen innewohnende Bedeutung zu erkennen. Die Frage nach Nähe und Distanz, nach Selbsterhaltung und Selbstentfaltung, nach Grenzziehungen, nach der Reflexion bzgl. bestehender Beziehungen ist in der Auseinandersetzung mit Ärger, Wut und Aggression immer thematisch[140].

Für helfende Berufe ist es aufgrund einer allgemeinen Rollenerwartung sowie einer oftmals hohen Erwartung an sich selbst nicht immer einfach, sich Gefühle des Ärgers und der Wut zuzugestehen. Dass diese Gefühle vorhanden sind, zeigen die so genannten „Ärgerphantasien", die aus konflikthaften Situationen heraus entstehen; beispielsweise die Phantasie, die Freundin einer Patientin durch ihre permanente Kritik „an die Wand werfen zu können".

„Ärgerphantasien"
Ärger und Wut drücken sich häufig in Phantasien aus, von V. Kast als „Ärgerphantasien"[141] bezeichnet (Beispiel: „Ich könnte dich in der Luft zerreißen".). Oftmals werden diese kaum wahrgenommen. Sind sie aber bewusst, so kann deutlich werden, was Ärger oder Wut auslöst, wie stark dieser Ärger oder diese Wut ist, welche Art von Aggression besteht etc. Ärgerphantasien bilden eine Brücke zur (differenzierteren) Wahrnehmung des Ärgers, was Voraussetzung für einen gelingenden Umgang ist.

Dass Gefühle von Ärger und Wut bestehen, zeigt zudem die Aufdeckung jener Formen, die nur scheinbar frei von Aggression sind. Hier gilt es, eigene passive Aggressionen, verbale Attacken und gegen sich selbst gerichtete Aggressionen (Selbstvorwürfe etc.) als solche zu enttarnen. Die Entdeckung eigener unbeabsichtigter Destruktivität kann erschreckend und doch zugleich motivierend sein, etwas zu verändern[142].

Begrenzung Ärger und Wut erfordern die Bereitschaft, sie wahrzunehmen und sich ihnen zu öffnen. Sie benötigen aber durch ihre energetische und impulsive Komponente, gerade in unmittelbar ärger- und wutauslösenden Situationen, auch die **Kontrolle**. Schon das **Bedenken der Folgen** unkontrollierter Wut hat **begrenzende Wirkung**. Dies gilt gleichermaßen für die Bemühung um ein **Einfühlen** in den Menschen, der Ärger oder Wut auslöst. Ohne diese Begrenzung besteht die Gefahr der Verletzung des anderen.

---

[140] Kast, V., a. a. O., S. 205 ff.
[141] Ebd., S. 43 ff. Ärgerphantasien sind Handlungsphantasien. Sie liegen zwischen der Emotion und der (intendierten) Handlung.
[142] Ebd., S. 208 f.

Situationsanalyse, Benennung und Differenzierung
Ein **Nachdenken** über die Ärger oder Wut **hervorrufende Situation** wird folgende Fragen zum Inhalt haben: Was ist der Auslöser für meine Gefühle? Welche Grenze wurde überschritten, welches Bedürfnis missachtet? Wie habe ich reagiert? Habe ich meine Gefühle unterdrückt? Ist die Intensität meines Ärgers oder meiner Wut dem Anlass angemessen? Wie wirksam war meine Reaktion? Fühle ich mich durch sie entlastet? Sind möglicherweise weitere Schritte für eine Verständigung notwendig? Was würde mir jetzt gut tun, was eine Hilfe zur Entlastung sein?

Reflexion

Eine **Benennung** und **Differenzierung** von Ärger und Wut lassen diese Emotionen klarer sehen. Sie werden greifbarer. Durch den in der Reflexion gewonnenen **Abstand** kann vieles besser eingeordnet, Strukturen und Muster eigenen Verhaltens leichter erkannt werden. Darüber hinaus führen sie zu eventuell notwenigen Verhaltensänderungen oder Ergänzungen hinsichtlich des Umgangs und der Entlastung.

Wer bin ich in Bezug auf Ärger, Wut und Aggression?
Für einen besseren Umgang mit eigenem Ärger und eigener Wut, aber auch mit Ärger und Wut anderer Menschen ist es wichtig, sich selbst im Horizont dieser Emotionen zu kennen. Hierzu ist eine Auseinandersetzung mit der eigenen Geschichte des Ärgers notwendig:

- Wie habe ich Ärger und Wut in frühen Jahren erlebt? Wurden sie von den Eltern geduldet und akzeptiert, gar willkommen geheißen oder nicht? Durfte auch einmal geschrien werden? Oder musste alles stets unterdrückt, gedämpft ausgetragen werden? Ein Zulassen von Ärger und Wut macht den Umgang mit diesen Emotionen leichter.

Eigene Auseinandersetzung

- „Was wurde uns erzählt von unserem frühkindlichen Äußern von Ärger? Von unserem Trotzalter? Waren wir ärgerlich, wurden wir leicht wütend?"[143]
- Erfuhr mein Bedürfnis des Nach-außen-Gehens und des Sichnehmens (Aggression) eine gelungene Aufnahme und Interaktion? Je weniger dies der Fall war, desto schwieriger kann es sein, mit der Aggression anderer umzugehen.
- Gab es schwer wiegende Kränkungen und Verletzungen, etwa durch Gewalt oder Entwertung?
- Wie gehe ich mit Ärger, Wut und Aggression heute um? Bejahe oder beschwichtige ich sie? Kann ich mir Ärger und Wut in meiner Rolle als Pflegender zugestehen?
- Welchen Stellenwert haben Selbstständigkeit, Selbsterhaltung und Selbstentfaltung in meinem Leben?

Ärger, Wut und Aggression haben viel mit **Selbstwert** zu tun. Ein **sicheres Selbstwertgefühl** lässt sich einfacher korrigieren. Es fällt ihm **leichter**, seine verschiedenen Abwehrleistungen gegenüber Ärger und Wut **kritisch zu hinterfragen** (Beispiel: Verlagerung von Gefühlen, Projektion).

Selbstwert

---

[143] Ebd., S. 37.

Auseinandersetzung

Je weit reichender Pflegende sich mit ihrem Ärger, ihrer Wut und ihrer Aggression **auseinandersetzen**, je bewusster eigene **Muster und Mechanismen** sind, umso eher werden sie zwischen dem, was in dieser Hinsicht zum Patienten oder Angehörigen gehört, und dem, was von ihnen selbst ausgeht, unterscheiden können. Dies gilt insbesondere, wenn sie in Gefahr sind, zu **übertragen**. Ein Beispiel hierfür ist die so genannte „**Be-**

Befürchtungsphantasie

fürchtungsphantasie". Nach V. Kast gibt es „klassische" Befürchtungsphantasien: „die Angst, geschlagen, überfallen, beraubt, vor anderen beschämt zu werden... ". In ihnen kann sich ausdrücken, „was wir im Laufe des Lebens mit Dominanz erlebt haben. Geschlagene Kinder, Menschen, die geschlagen werden, haben die Befürchtungsphantasie, dass sie wieder geschlagen werden". Allgemein besteht die Möglichkeit, dass „alles, was Menschen Angst (macht),..., sich in Befürchtungsphantasien verdichtet"[144].

> **Empfehlung:** Wenn Pflegende immer wieder Furcht davor haben, dass Patienten ihnen wehtun könnten, wenn sie häufig den Eindruck haben, jene seien aggressiv und entwertend, kann diese Befürchtung und dieses Erleben aus eigener früher Gewalterfahrung herrühren. Machen sie häufiger die Erfahrung, dass sie sich in Situationen bedroht fühlen, verbunden mit starken, auch später noch in ihnen wirkenden Ängsten, kann es sinnvoll sein, dies in der geschützten Atmosphäre einer Supervision näher zu beleuchten.

7.2.2.2 Weitere Schritte und Möglichkeiten des Umgangs

Wird die Frage nach einem konstruktiven Umgang mit Ärger und Wut gestellt, sind neben den bisher genannten Schritten (vgl. H. Webers Übersicht) zu nennen: das klärende Gespräch, die gemeinsame Suche nach einer Lösung des Problems, Gespräche mit Dritten (als wichtige Möglichkeit bei Konflikten mit Kolleginnen und Kollegen), sachbezogenes Angehen des Problems und die Betrachtung der Situation aus der Perspektive des anderen. Auch ist es bisweilen sinnvoll, eine Auseinandersetzung zu vermeiden, beispielsweise durch Humor oder einer positiven Umdeutung der Situation.

Schutz vor destruktiver Aggression und unmittelbare Entlastung

Entlastungsmöglichkeiten

Spüren Pflegende, dass sie eine Situation zunehmend ärgerlicher macht, dass sie u. U. in Gefahr sind, destruktiv-aggressiv zu werden (wenn beispielsweise ein Patient immer und immer wieder klingelt), ist es zur **unmittelbaren Entlastung** wichtig, innezuhalten, um zu versuchen, vor dem Betreten des Patientenzimmers zwei- bis dreimal tief ein- und auszuatmen o. Ä. In der **ärgerauslösenden Situation stehend**, kann es zweckmäßig sein, aus dieser zunächst herauszutreten, indem die Pflegeperson ei-

---

[144] Ebd., S. 55.

nen Schritt zurücktritt oder für einen Augenblick das Zimmer verlässt, um ihre Anspannung abzubauen. U.U. bittet sie auch eine Kollegin, eine bestimmte Tätigkeit zu übernehmen.

Offener Ärgerausdruck gegenüber dem Kranken beziehungsweise seinen Angehörigen: Verbalisieren des Ärgers und Verbalisieren eines inneren Bildes

Es kann eine große **Entlastung** sein, in entsprechenden Situationen den eigenen Ärger („Ich ärgere mich,…") offen auszudrücken. In dieser **Offenheit** löse ich mich vom Ideal des über alle Maßen belastbaren Pflegenden. Die **eigenen Grenzen** werden aufgezeigt. Dies verändert die Situation häufig in positiver Weise.

Offenheit

Erleben Begleitende durch das Verhalten eines Patienten oder der Angehörigen eine hohe Anspannung in sich, ist es eine Hilfe, innezuhalten und nachzuspüren, welches innere Bild in ihnen aufsteigt (beispielsweise „an der Wand stehen und nicht weg können"). Dieses innere Bild, in dem zum Ausdruck kommt, wie sie sich fühlen, wird dem Patienten oder dem/ den Angehörigen vermittelt. Voraussetzung hierfür ist (ähnlich der gezeigten Offenheit), dass die psychische Verfassung des Gegenübers eine Aufnahme und ein Verstehen dieses Bildes erlaubt.

Grenzbewusst sein und eigene Bedürfnisse wahrnehmen

Betreuende schwer kranker Menschen und ihrer Angehörigen begegnen deren Grenzen, aber auch ihren eigenen. Ärger und Wut machen deutlich, dass sich diese Grenzen aneinander reiben können. Es gibt also in dem Gefüge an Beziehungen Bereiche, die konfliktträchtig sind. Diese **Konfliktträchtigkeit** sollte aufmerksam für das werden lassen, was dem Gegenüber wichtig ist, aber auch dafür, was ihnen selbst in der einen oder anderen Situation wichtig ist, und warum dies so ist (Bedürfnisse wahrnehmen). Mit **Blick auf eine Lösung** gilt es dann möglicherweise, alte Grenzen neu zu bestimmen, sich **neu** zu **orientieren**, ohne sich jedoch dabei zu verlieren.

Konflikte und Lösungen

Möglichkeiten der Entlastung suchen: spannungslösende Maßnahmen

Aus einer ärger- oder wutauslösenden Situation herauszutreten und eine hohe Anspannung in sich zu erleben, so dass das Angestaute nach außen entladen werden möchte, stellt die Frage nach unmittelbar spannungslösenden Maßnahmen. Oft ist es nicht eine einzelne Situation, sondern die Summe vieler Erfahrungen, die Anspannungen hervorruft.

Es kann entlasten, in einem geschützten Raum in die Stimme (beispielsweise lautes Schimpfen oder Schreien) oder in die Bewegung (etwa mit den Füßen stampfen oder auf einen Gegenstand schlagen) zu gehen. **Lautes Schreien** und/oder **heftiges Schlagen** können helfen, Anspannung und Ärger in einer Form auszudrücken, die die **angestaute Energie kurzfristig freisetzt**. Bei altem Ärger oder alter Wut greifen sie hingegen zu kurz. Zwar können Schreien und Schlagen öffnen, jedoch fehlt hierbei ein Gegenüber, das mit dem freigesetzten Impuls umgeht.

Aggressionsabbau

Genauso wirksam wie diese **kathartischen Maßnahmen** ist möglicherweise (nach Abklingen der körperlichen Anspannung) ein **Rückzug in die**

Stille, in Meditation oder Gebet. Nach Dienstschluss zu duschen oder zu-hause ein wohltuendes Bad zu nehmen, ist für den Stressabbau häufig ein ebenso probates Mittel.

Erholung

Ärger wird durch Überlastung begünstigt. Daher wird in der **freien Zeit** ein entsprechender **Ausgleich** benötigt. Zu nennen sind **körperliche Bewegung** (Wandern, Sport, Tanz etc.), **Musik, Kunst, Meditation** usw.

Auf den Sprachgebrauch achten: „Ich-Botschaften" statt „Du-Botschaften"
Wenn Pflegende ihren Ärger oder ihre Wut, die sie gegenüber Patienten oder Angehörigen empfinden, im Team zur Sprache bringen, sollten sie darauf achten, von ihrem **eigenen** Empfinden zu sprechen; also nicht: „Frau B. ist unverschämt, rücksichtslos,...", sondern: „**Ich** empfinde Ärger...". Ersteres ist nicht konstruktiv. Dies ist an den Reaktionen zu erkennen, die zumeist die Form haben: „Ja, das ist unverschämt, rücksichtslos,...". Spreche ich von mir selbst, wird es für die Kolleginnen und Kollegen leichter, dies in gleicher Weise zu tun.

Merke: Ärger und Wut, so ist gesagt worden, sollen nicht weggescho-ben, sondern wollen wahrgenommen und in ihrem Sinn erkannt werden. V. Kast sagt: „Wer den Ärger zulässt, glaubt daran, dass man das Leben noch verändern kann. Wer den Ärger nicht mehr zulässt, glaubt nicht mehr daran."[145] So sei der Ärger und auch die Wut willkommen.

---

[145] Ebd., S. 31.

8 Trauer

Trauer gehört zu den zentralen Größen im Palliativ- und Hospizbereich. Kaum eine andere Emotion tritt so deutlich in Erscheinung wie die Trauer. Die Unheilbarkeit der Erkrankung, das nahende Sterben und die Endgültigkeit des Todes tragen das Signum des Abschieds und des Verlustes in sich.

Das Feld des Abschieds und der Trauer ist ein weites, vielgestaltiges und tief reichendes Feld mit eigenen Rhythmen, Ausdrucksweisen und Intensitäten, auf dem Unebenheiten und Hemmnisse ebenso auftreten wie Ebnungen und Weite. Die Palliativpflege, die Stationen des Verlustes begleitet, bewegt sich in diesem Feld des Abschiedlichen, in dem nichts deutlicher wird als des Menschen eigene Endlichkeit und Begrenztheit. Zu erkennen ist die Gebärde des Lebens auf das Unverfügbare und nicht Planbare hin. Zu erkennen ist die Bedeutung von Bindungen und die Bedeutung von Veränderung und Entwicklung. Und wird nicht auch offenbar, wie wichtig es ist, einen tragenden Grund in sich zu haben, einen Grund, der im tiefsten Sinne in einem Höheren beheimatet ist?

In der Trauer zeigt sich die existenzielle Wahrheit des Todes, die stets aufs Neue das Bewusstsein von Abschiedlichkeit anmahnt. Sie mahnt den Menschen an, dass in dem Bewusstsein seiner selbst auch das Bewusstsein von Verlust und Tod einen Platz haben möge.

8.1 Theorie der Trauer

Bestimmungen der Trauer

Trauer ist eine „spontane, natürliche, normale und selbstverständliche Reaktion unseres Organismus, unserer ganzen Person auf Verlust, Trennung und Abschied"[146]. Zugleich ist sie eine vielschichtige und vielgestaltige **Emotion**, die **prozesshaften Charakter** hat. Entsprechend ihrem **Verlauf** (siehe Abschnitt „Trauerverlauf") stellen sich daher ihre **Bestimmungen (Komponenten)** verschieden dar[147].

Der Trauernde erlebt sich antriebsarm, müde und lethargisch, aber auch voller innerer Unruhe und Anspannung, möglicherweise begleitet von

Trauerprozess

---

[146] Canacakis, J.: Ich begleite dich durch deine Trauer. Stuttgart (Dreizehnte Auflage) 2000, S. 24.

[147] Ich gehe von dem Verlust eines geliebten Menschen durch seinen Tod aus.

Herzbeschwerden, Zittern, Appetitlosigkeit und Schlafstörungen. Seine Trauer drückt sich in Weinen, Klagen, einer leisen Stimme u. a. aus.

Zur Trauer um einen geliebten Menschen gehört, sich intensiv mit dem Verstorbenen auseinanderzusetzen, mit ihm zu sprechen, vielleicht das Gefühl zu haben, ihn wahrzunehmen (ihn zu hören, zu spüren). Das Hadern mit dem Schicksal und mit Gott kann Teil des Trauerprozesses sein.

Gefühle In der Zeit der Trauer zieht sich der Betroffene vermehrt zurück, isoliert sich, will sich selbst und die Welt nicht mehr ergreifen. Seine Gefühle reichen von **Erleichterung** und **Freude**, von **Starrheit** und **Empfindungslosigkeit** bis hin zu **Schuld**, **Angst**, **Wut** und **Verzweiflung** (Chaos der Gefühle).

Neben der Trauer stehen oft auch Auswirkungen im sozialen und ökonomischen Bereich (beispielsweise finanzielle Einbußen).

Formen der Trauer

Akute/alte Trauer
Zu unterscheiden ist zwischen akuter und alter (ungelöster) Trauer. **Akute Trauer** wird durch einen **aktuellen Verlust** oder ein **aktuelles Ereignis** des Abschieds ausgelöst. Sie kann aber auch die **akute Phase** einer schon lange während Trauerproblematik bedeuten. Alte Trauer meint eine Trauer, der etwas **lange Währendes** und **Ungelöstes** innewohnt. Ruht akute auf alter, unerledigter Trauer, so kann sie von großen körperlichen und seelischen Erschütterungen (Angst, Gefühle der Überflutung) begleitet sein.

R. Smeding und E. Aulbert differenzieren zwischen **normaler, gefährdeter** und **pathologischer Trauer**[148]. **Der normale Trauerprozess** ist durch **verschiedene Risikofaktoren gefährdet:**

Übersicht 9: Faktoren, die den normalen Trauerprozess gefährden

„**• Biografisch-demografische Faktoren.** Dazu gehören Alter (jüngere Verwitwete: anfängliche Gefährdung; ältere Witwen: spätere Gefährdung), Geschlecht (Frauen sind stärker gefährdet als Männer) und die Umfeldwertung der Verluste.
• **Individuelle Faktoren:** Dazu zählen Persönlichkeitsfaktoren, starke (Erg. v. m.) Ambivalenz in der Beziehung, Verlustprofile (z. B. Beeinflussung durch Kindheitsverluste), Krankheit, bevor der Verlust eintrat (inkl. Drogenabhängigkeit oder medikamentöse Einflüsse).
• **Art des Todes:** Plötzlich, unerwartet (auch während der Zeit eines Krankenlagers); Verlust eines Kindes; indirekte Effekte bei tabuisierten Beziehungen; Aids-Erkrankung; verheimlichter Suizid im Familiensystem; Mord. (...).
• **Umstände, die den Todesfall begleiten:** Als „nicht unterstützend" erlebtes Umfeld; mit dem Todesfall zusammenfallende Faktoren; mehrere Verluste auf einmal oder in jüngerer Zeit; Arbeits-, Heimatsoder Umgebungsverlust (Umzug); Gesundheitsverlust; schwere finanzielle Verluste."[149]

---

[148] In: Aulbert, E./ Zech, D. (Hg.): Lehrbuch der Palliativmedizin. Stuttgart (1. Nachdruck) 2000, S. 868 ff
[149] Ebd., S. 869 f.

Die Autoren weisen darauf hin, dass die genannten Risikofaktoren nicht notwendig eine pathologische Trauer zur Folge haben. Mit umgehender Unterstützung könne der normale Weg der Trauer gefestigt werden.

Eine klare Grenze zwischen normaler und pathologischer Trauer zu ziehen ist nicht einfach, denn ihr Übergang ist fließend. Insbesondere die Frage nach der „als normal beschriebenen „Resttrauer"[150] ist schwierig. Wichtig ist eine Differentialdiagnose zwischen **krankhafter Trauer und normaler depressiver Trauerreaktion.** „Die Definitionen der pathologischen Trauer beziehen sich meistens auf das **Maß**, die **Zeit** oder die **Intensität der Trauer.** Das Augenmerk gilt dabei vor allem dem

- Zeitverlauf,
- Gesundheitsverlauf,
- Zulassen von unbekannten Gefühlen,
- Ausmaß von Schuldgefühlen und Depressionen."[151]

Den angeführten Formen der Trauer ist die so genannte „**vorweggenommene**" **Trauer** zu ergänzen. Sie kann bei drohendem Verlust eintreten. Ein Teil des Trauerschmerzes wird darin emotional und verstandesmäßig vorweggenommen.

Funktionen der Trauer

Trauer hat „ihrem Wesen nach eine durch und durch gesunde, reinigende Funktion", schreibt Canacakis[152]. In dieser Bestimmung der Trauer ist der vom griechischen Autor hervorgehobene **kathartische Charakter** der Trauer erkennbar: **Trauer reinigt.** Wird sie unterdrückt, vermieden oder in anderer Weise abgewehrt, so wirkt sie lebenshemmend.

Trauer verweist den Menschen auf seine Endlichkeit und Begrenztheit. Sie zeigt ihm auch, dass die Weise, wie er sich selbst und die Welt versteht, ganz wesentlich aus Beziehungen und Bindungen an seine Mitmenschen und die Welt um ihn geprägt ist. Seine Reaktionen auf Verlust, Trennung und Abschied verdeutlichen dies. Tritt er in einen Trauerprozess ein, dann „verarbeitet er den Verlust, löst sich ab von dem, was er verloren hat, **besinnt sich neu** wieder **auf sich selbst** und behält so viel als möglich in der Erinnerung von dem, was vorbei ist"[153]. Er gelangt durch den Trauerweg hindurch zu einem **neuen Selbst- und Weltverständnis,** das ihn weiterleben lässt, das Verlorene oder Verabschiedete aber zugleich weitestmöglich integriert.

Auslöser der Trauer

Trauer wird meist in Zusammenhang mit Sterben und Tod gebracht. Aber nicht nur beim Tod eines nahe stehenden Menschen fühlt man Trauer. Trauer stellt sich immer dann ein, wenn jemand oder etwas verabschiedet werden muss, dem man verbunden ist. Dies kann der Verlust

Pathologische Trauer

Beobachtungskriterien

Reinigung

Neubeginn

---

[150] Ebd., S. 869.
[151] Ebd., S. 870.
[152] Canacakis, J., a. a. O., S. 26.
[153] Kast, V.: Trauern. Stuttgart (22. Auflage) 2000, S. 8.

der Heimat, die Trennung von Familie und Freunden, das Auseinander-
gehen einer Beziehung, der Weggang von Arbeitskolleginnen und -kolle-
gen[154], der Abschied von einem Lebensabschnitt usw. sein. Situationen,
die Trauer auslösen, sind daher unterschiedlich und vielfältig.

> **Merke:** Die Art der Trauerreaktion ist neben den Faktoren Persön-
> lichkeit, Geschlecht, Alter usw. von religiöser und kultureller Zuge-
> hörigkeit beeinflusst.

Trauerverlauf

Trauer ist ein Prozess. Um diesen Prozess zu beschreiben, sind in der Vergangenheit zahlreiche Trauermodelle entwickelt worden. Ein Phasenmodell gibt uns V. Kast in ihrem Buch „Trauern. Phasen und Chancen des
psychischen Prozesses.“[155]

Übersicht 10: Trauer-
prozess: Phasenmodell nach
Kast

> **Phase I**
> ist die Phase des **Nicht-wahrhaben-Wollens.** Der Trauernde fühlt sich
> betäubt und empfindungslos. Es ist schwer, den Verlust anzuerkennen.
> Zu erledigende Dinge werden mit einer gewissen Leere, quasi automa-
> tisiert geregelt. Die Empfindungslosigkeit „entspringt nicht einer Ge-
> fühllosigkeit, sondern einem **Gefühlsschock.** Der Trauernde ist unter
> dem einen starken Gefühl „erstarrt“. Die Empfindungslosigkeit, die
> einhergeht mit dem Nicht-Wahrhaben-Wollen des Verlustes kann...
> nicht nur als Verdrängung der unangenehmen Nachricht gesehen wer-
> den. Sie muss auch als **Überwältigung** von einem zu starken Gefühl,
> mit dem nicht umgegangen werden kann, gewertet werden“[156]. Diese
> **Erstarrung** äußert sich bisweilen in der Unmöglichkeit, zu weinen.
>
> **Phase II**
> ist die Zeit der **aufbrechenden Emotionen.** Freude wird ebenso erlebt
> wie Ärger, Zorn oder Wut. Daneben stehen immer wieder Phasen von
> Verzweiflung, Resignation und Trauer. Charakteristisch ist das häufige
> Aufbrechen von Schuldgefühlen. „Um alte Verhaltensmuster aufbre-
> chen und neue Lebensmuster entstehen zu lassen, scheint es für neue
> Beziehungs- und Lebensmöglichkeiten keinen anderen Weg zu geben,
> als dieses wechselnde Emotionschaos durchzuhalten, auszuhalten. Das

---

[154] Die Trauer beim Weggang einer Kollegin oder eines Kollegen wird häufig übergan-
gen.
[155] Ein anderes Phasenmodell kommt von J. Bowlby. Er spricht von vier Phasen der Reaktion, die sich beim Verlust eines nahen Angehörigen zeigen:
1. Phase der Betäubung, die gewöhnlich einige Stunden bis eine Woche dauert und
unterbrochen werden kann von Ausbrüchen extrem intensiver Qual und /oder Wut.
2. Phase der Sehnsucht nach der verlorenen Figur, die einige Monate und manchmal
Jahre dauert.
3. Phase der Desorganisation und Verzweiflung.
4. Phase eines größeren oder geringeren Grades von Reorganisation.
Aus: Bowlby, J.: Verlust, Trauer und Depression. Frankfurt 1983, S. 114.
[156] Kast, V., a. a. O., S. 72.

Emotionschaos ist ein Bild für Chaos ganz allgemein, in dem **Altes verschwindet** und **Neues sich bilden** kann."[157]

Phase III

als die Phase des **Suchens und Sichtrennens** benennt das Bemühen des Trauernden, den Verstorbenen wiederzufinden (beispielsweise im Aufsuchen von Orten, die er geliebt hat, oder im Blick auf Tätigkeiten, die er besonders bevorzugte). Das Suchen kann den Sinn haben, „sich immer wieder mit dem Menschen auseinander zu setzen, den man verloren hat. Das vermeintliche Finden stürzt ja den Trauernden, gerade weil er gefunden zu haben meint und dadurch den Verlust neu erleiden muss, wieder in ein emotionales Chaos. Dieses Suchverhalten scheint mir den Menschen immer mehr darauf vorzubereiten, den Verlust zu akzeptieren, ein Leben ohne den Verstorbenen weiter zu leben, andererseits aber auch nicht einfach alles verloren zu geben, sondern die **Beziehungsintensität** und die **gelebte Beziehung** als **etwas zum Leben Gehörendes** zu erfahren. Das Suchen und Sich-trennen-Müssen wirft den Trauernden auf sich zurück und legt auch nahe, **Eigenschaften** und **Fähigkeiten,** die man an den Partner delegiert hatte, **zurückzunehmen**"[158].

Phase IV

ist die Phase des **neuen Selbst- und Weltbezuges.** Der Verlust wird angenommen, an die Stelle alter Verhaltensmuster treten neue. Voraussetzung für einen gelingenden Umgang ist, „dass der Verstorbene nun eine „innere Figur" geworden ist; sei dies, dass der Trauernde den **Verstorbenen** als eine Art **inneren Begleiter** erlebt, der sich auch wandeln darf, sei es, dass der Trauernde spürt, dass vieles, was man zuvor in der Beziehung gelebt hatte, nun seine **eigenen Möglichkeiten** geworden sind"[159].

Jede der Phasen, die im gesamten Verlauf einen gelingenden Trauerprozess darstellen, birgt in sich **spezifische Schwierigkeiten** der Bewältigung. Ein charakteristisches Problem der **Phase I** ist die Unterdrückung oder Verdrängung des Verlustes durch **fortwährendes Aktivsein.** Nahezu pausenlose Aktivität verhindert die Trauer. **Zorn** oder **Wut,** die nicht ausgedrückt werden oder **Schuldgefühle,** die sich nicht lösen, blockieren in **Phase II** den Weg der Trauer. In **Phase III** gefährdet die Sehnsucht, dem Verlorenen **nachzusterben.** Nachzusterben meint: Aufgabe der Möglichkeiten, die die Zukunft bietet, Bleiben beim Alten, aber auch Nähe zum Suizid. Menschen, „die in der ersten Phase stecken bleiben, sind Menschen, die die **Trauer** überhaupt **vermeiden** wollen; die in späteren Phasen stecken bleiben, sind Menschen, die nicht mehr aus der Trauer herausfinden, die **chronisch trauern**"[160].

Bewältigungsproblem

---

[157] Ebd., S. 73.
[158] Ebd., S. 79 f.
[159] Ebd., S. 83.
[160] Ebd., S. 104.

Einen anderen Ansatz als V. Kast verfolgt R. Smeding in ihrem Modell „Trauer erschließen."[161] In ihrem Beitrag: „Das Loch, in das ich fiel, wurde zur Quelle, aus der ich lebe. Wege durch die Trauer", wendet sie sich gegen eine an Phasen orientierte Bewältigungskonzeption von Trauer[162]. Stattdessen spricht sie von **Gezeiten der Trauer.** Es gibt drei Gezeiten:

Übersicht 11: Bewältigungskonzeption: Gezeiten der Trauer nach Smeding

A. Die Januszeit
   Einstieg: Die Schleusenzeit
B. Die Labyrinthzeit
C. Die Regenbogenzeit

Funktion des Modells

„Diese **Gezeiten** sind um einen **Mittelteil,** ein Loch angeordnet, wobei der ganze **Weg** als **spiralförmig** verstanden wird, d. h. die Gezeiten kehren auf verschiedenen Ebenen wieder. Wird die Trauer ursprünglich eher als ein Loch erfahren, so kann sie, bei erschließendem Ansatz, im Laufe der eigenen Biografie zur **Quelle** werden, aus der **Trauernde leben** können, einmalig, zu bestimmten Zeiten oder regelmäßig für ihren weiteren Lebensweg."[163] Anders als ein idealisierter Trauerweg, der eine vollständige Auflösung der Trauer in einem bestimmten Zeitraum im Blick hat, ist der Trauerverlauf bei R. Smeding fortschreitend spiralförmig. Der Trauernde kommt immer wieder an denselben Punkt, aber in sich verändert. Es findet – und dies ist für Trauernde von großer Bedeutung – eine **Weiterentwicklung** statt, bis die aktive Trauer in verschiedene Formen einer Beendigung mündet.

Januszeit

Die **Januszeit** beginnt mit der sog. „**Schleusenzeit**", die Zeit zwischen der Feststellung des Todes und der Bestattung. Angehörige sehen sich in ihr

---

[161] In: Daiker, A.: Selig sind die Trauernden. Stuttgart 1999, S. 13-24.

[162] Die Problematik, als Trauernder sich an Phasenmodellen zu orientieren, beschreibt Canacakis sehr schön in dem schon angeführten Büchlein „Ich begleite dich durch deine Trauer": „Man hoffte, mit diesen Einteilungen eine Lösung für die Fragen nach dem Umgang mit diesem Gefühl gefunden zu haben. Während meiner Forschungen der letzten Jahre habe ich, diesem Beispiel folgend, wie es sich für einen guten Akademiker gehört, ebenfalls Phasen gesucht und auch gefunden, sowie ein Modell erstellt. Dieses konnte einige der bisher gemachten Erkenntnisse bestätigen und andere nicht. Aber heute weiß ich, dass das einzig wirklich Entscheidende daran die Erfahrung war, dass trauernde Menschen nach Wegen des Ausdrucks suchen. Auch wenn es ihnen nicht bewusst ist, finden sie kreative Formen, wenn man ihnen den Raum und Rahmen bietet und ihnen Material zur Verfügung stellt. Ich möchte dir statt dessen eine kurze Orientierung anbieten, die es dir ermöglicht, durch Selbstwahrnehmung festzustellen, wie es dir geht und was du möchtest. Es wird dir hilfreicher sein, als in einer vorgegebenen Phasenstruktur einen Platz ausfindig zu machen, denn dabei entstehen meistens erhebliche Schwierigkeiten. Es gibt Sprünge, Wiederholungen, längeres oder kürzeres Verweilen in einer Phase, so dass die Gefahr besteht, in eine noch größere Verwirrung zu geraten als ohnehin, wenn du merkst, dass deine Trauer sich dem Verlauf dieser mühsam errungenen Einteilungen einfach nicht anzupassen scheint"; Canacakis, J., a. a. O., S. 44 f.

[163] Smeding, R.: „Das Loch, in das ich fiel, wurde zur Quelle, aus der ich lebe. Wege durch die Trauer". In: Daiker, A., a. a. O., S. 15.

vor die Aufgabe gestellt, das, was sie durch den Tod eines geliebten Menschen gesetzlich geworden sind, nämlich Hinterbliebene, emotional einzuholen. Der Verstorbene wiederum unterliegt nun zahlreichen rechtlichen Bestimmungen (Beispiel: Bestattungspflicht). Smeding spricht in der Schleusenzeit von „**Schleusenwächtern**" (Arzt, **Pflegende**, Priester, Bestatter, Verwandte u. a.), die nach Eintritt des Todes die ihnen obliegenden Aufgaben erfüllen. „Man vermutet, dass die Erfahrungen dieser Schleusenzeit schon einen Einfluss auf den dann folgenden Trauerweg haben"[164].

„Nach dieser Schleusenzeit rast die nicht betroffene Welt weiter in ihrer **Kalenderzeit**: Termine, Arbeit, Theater, Musikstunden der Kinder, Schule, Alltagsleben, Fußball. Alles scheint geblieben, wie es vor dem Tode war."[165] Doch die äußere Welt wird für den Trauernden in ihrem Ablauf fremd und bedrohlich. Sie zwingt ihm ihren bisherigen Rhythmus auf (Beruf, Erziehung usw.). Er aber vermag ihre Anforderungen kaum zu erfüllen, denn die einsetzende **Trauerzeit** ist eine andere Zeit. Sie hat einen eigenen Rhythmus, der oft genug im Widerspruch zur Kalenderzeit steht. „Die Januszeit, benannt nach dem römischen Gott Janus mit den beiden Gesichtern, ist (in Bezug auf die Bindung an den Verstorbenen) die Zeit, in der das „Entweder... Oder" alles zum Stillstand bringt: Entweder du bist da, dann kann ich weitergehen, oder du bist nicht da, dann ist meine Welt auch zerbrochen. Kennzeichnend für diese Zeit ist das **Hin und Her** zwischen der **Bindung an die Vergangenheit** und der **Notwendigkeit, weiterzugehen zu müssen.**"[166]

In der **Labyrinthzeit** wird dem Trauernden deutlich, dass in seiner Krisis der Trauer gewohnte Verhaltensmuster nicht mehr greifen. Er durchlebt einen Irrgarten an Gefühlen, der jedoch, so R. Smeding, **kein Irrgarten**, sondern **ein Labyrinth** ist. Ein Labyrinth hat eine Mitte, ein Irrgarten nicht.

> **Merke:** Das Vertrauen, dass es in aller Wirrnis der Emotionen eine Mitte gibt, ist für Trauernde zur Überwindung dieser schwierigen Zeit wichtig.

Die Mitte steht für **Neuordnung** und **Neuorientierung** in der Beziehung zu dem Verstorbenen, und sie steht für ein gutes **Sorgen für sich selbst**. „Der Durchgang durch das Labyrinth dauert manchmal ein bis drei Jahre. Die Nahrung, die in der Bindung zu dieser Person steckte, wird nun als Samen für die Zukunft erneut gesät. Die Verbindung zur Zukunft liegt am Anfang des Labyrinths noch hinter dem Horizont und verbirgt sich immer wieder, während die Trauernden lernen, nun ihren Weg zu gestalten, **den Weg zu ihrer Mitte.**"[167]

---

[164] Ebd., S. 17.
[165] Ebd., S. 18.
[166] Ebd., S. 19.
[167] Ebd., S. 21.

Labyrinthzeit (Randnotiz)

Regenbogenzeit

Die **Regenbogenzeit** ist eine **Zeit des Sowohl-als-auch.** „In dieser Zeit wendet sich der Trauernde dem Leben als Veränderter wieder zu. Diese Zeit kennzeichnet sich dadurch, dass der Trauernde das Sowohl-als-auch nun leben kann: **Du bist gestorben, und ich lebe** weiter."[168] In ähnlicher Weise wie im Phasenmodell der Trauerbewältigung, in dem es immer wieder zu „Rückfällen" in frühere Phasen oder zu Wiederholungen und Sprüngen kommen kann, gibt es auch hier immer wieder „kleine Januszeiten, kleine Labyrinthe"[169], die anzuschauen und aufzuarbeiten sind. Doch geschieht dies in der Gewissheit, sie schon einmal bewältigt zu haben.

R. Smeding formuliert drei Arten einer **Beendigung aktiver Trauerzeit:**

Übersicht 12: Arten der Beendigung aktiver Trauerzeit

1. **Ritualisieren:** Zu bestimmten Zeiten (Beispiel: Todestag, Weihnachten), an denen Trauer aufbricht, stützt ein Ritual den Trauernden.
2. **Integrieren:** Der Verstorbene ist Teil des Lebens des Trauernden, er ist eine „innere Figur" (Kast) geworden.
3. **Abschließen:** „Ich lasse dich zurück, lebe ohne dich weiter."[170]

Abschiedlich leben

Der Tod eines geliebten Menschen ist eine gemahnende Erinnerung an die eigene Endlichkeit. Der Weg der Trauer ist ein Weg des Abschieds, auf dem immer wieder eine Neuorientierung notwendig ist. Wie die Bindung an diesen Menschen verändert hat, so wird der Durchgang durch das „Land der Trauer" verändern.

Merke: Der Tod steht für **Abschied** vom Leben. Er fordert Loslassen, Abgeben, Verzicht. Er fordert Veränderung und Wandlung.

„Wir müssen immer bereit sein, Abschied zu nehmen, uns zu verändern, und immer auch bereit sein, unsere Geschichte als Geschichte von unendlich vielen Veränderungen in uns aufleuchten zu lassen, als die Ausfaltung unserer Identität."[171] Diese Aufforderung zur Abschiedlichkeit bedeutet jedoch nicht, sich dem Leben und seinen Bindungen zu versagen. Um Abschied nehmen zu können, bedarf es „der Rückbindung an uns selbst, an einen transzendenten Hintergrund in uns, von dem wir uns getragen fühlen, wie auch des Wissens um die Bindungsfähigkeit an Menschen, denen wir vertrauen, und des Zutrauens in unsere eigene Gestaltungskraft des Daseins"[172].

---

[168] Ebd.
[169] Ebd.
[170] Ebd., S. 22.
[171] Kast, V., a. a. O., S. 173 f.
[172] Ebd., S. 177.

8.2 Trauer in der Palliativpflege

8.2.1 Trauer bei Schwerstkranken und Sterbenden

Ein Nachdenken über Trauer in der Palliativpflege befasst sich in der Regel zunächst mit der Trauer Angehöriger. Doch auch der unheilbar Erkrankte trauert.

Trauer im Angesicht des Sterbens
Es ist der große Abschied von allem, welcher die Trauer im Angesicht des Sterbens kennzeichnet. Erwartungen und Planungen, Heimat und Besitz gehen verloren, Familie und Freude bleiben zurück. Es ist der Abschied von allen irdischen Bindungen, der diese letzte Trauer der Sterbenden ausmacht. Es ist ein Weggang aus der Welt.

> **Beispiel:** Eine junge, an Krebs erkrankte Frau lebt im Endstadium ihrer Erkrankung ganz in ihrem Traum auf eine an Weihnachten eintretende Genesung. Doch ihre Sehnsucht bleibt unerfüllt. Am Weihnachtsabend findet der von ihr erträumte Umbruch nicht statt. Frau B. trauert nach dieser Erfahrung. Sie weiß, dass sie nun Abschied nehmen muss von ihrer kleinen Tochter, von ihrer Familie, von Freunden,... Frau B. trauert, denn die Trennungen werden unwiederbringlich sein. Danach lässt sie sich ganz in den Sterbeprozess hineinfallen. Zu ihrem Bruder sagt sie: „Dann geschieht Heilung auf andere Weise." Die junge Patientin stirbt wenige Tage später.

Der Weg des Sterbens als ein Stück Trauerweg
Wie die Trauer ist auch das **Sterben** ein **Prozess**. In diesem Prozess wird der Kranke mit Erfahrungen konfrontiert, die ihm fremd und unbekannt geblieben sind. Zwischen Anfang und Ende liegt oftmals ein **beschwerlicher Weg** von **Trennung** und **Verlust** mit Haltungen der Abwehr, mit Gefühlen der Wut, Schuld, Angst und Verzweiflung, mit Depression, mit Zeiten des Haderns gegen das Schicksal usw. Das Sterben führt den Betroffenen jedoch zuletzt in eine **Dimension**, die **nicht mehr diesseitig** ist. Bindungen an das diesseitige Leben erfordern **Loslösung**, eine neue Selbst- und Weltorientierung gibt es nicht mehr. Das Sterben richtet sich auf ein anderes, jenseitiges Sein, aus dem im religiösen Sinne die Hoffnung lebt, von ihm angenommen zu werden.

Sterbeprozess

8.2.1.1 Möglichkeiten des Umgangs

Erste Schritte

Annahme, Wärme und Trost
Menschen, die trauern, benötigen jemanden an ihrer Seite, der ihnen beisteht, der sie annimmt, der sie umsorgt und tröstet. Je geborgener und

angenommener sie sich fühlen, umso mehr werden sie sich in ihrer Trauer fallen lassen können. Die entgegengebrachte Wärme gibt ihnen das Gefühl, aufgehoben zu sein.

Die Frage nach dem Trauererleben

Für eine Beantwortung dieser Frage gilt es neben dem, was der Patient sagt und dem, was Helfende wahrnehmen, zu bedenken,

- dass auch der Weg des Krankseins einen Irrgarten der Gefühle kennt, in dem Richtung und Orientierung verloren zu gehen drohen,
- dass Abwehr und Zorn, Aufbegehren und Klagen, Weinen und Verhandeln Ausdruck von Trauer sein können,
- dass Tränen möglicherweise als Zeichen der Schwäche gelten und daher unterdrückt werden.

Trauer anerkennen und benennen

> **Spezielle Pflegehinweise:** Trauer wird häufig nur schwer zugestanden. Wenn sie liebevoll wahrgenommen und anerkannt wird, dann verliert sich die Scham vor einem Zeigen dieser Trauer. Eine Benennung (durch den Patienten oder die Begleitenden) ermöglicht eine Klärung und größere Bewusstwerdung. In einer **empathischen Spiegelung** seiner Trauer erlebt er, dass seinen Gefühlen wirklich begegnet werden möchte.

Wer ist der Kranke und sein familiäres Bezugssystem im Hinblick auf Trennung, Abschied und Verlust?

- Wie schwer ist es für den Kranken und seine Familie, Abschied zu nehmen? Welche Erwartungen, vielleicht sogar Pläne für die Zukunft stehen im Raum (besonders bei jungen Patienten)? Wie stehen die Angehörigen zu diesen Erwartungen?
- Hat der Kranke eine wichtige Stellung im Familiensystem (beispielsweise ein junger, den Unterhalt verdienender Familienvater)?
- Welche Abhängigkeiten und ambivalenten Beziehungen gibt es zwischen dem Kranken und dem familiären Bezugssystem?
- Wie belastend sind vergangene Trennungen und Verluste? Gibt es Unversöhntes?

8.2.1.2 Weitere Schritte und Möglichkeiten des Umgangs

Der Trauer Raum geben

In einer Halt gebenden Atmosphäre ermöglichen Pflegende dem Trauernden, sich dieser Emotion und den mit ihr einhergehenden Gefühlen zu öffnen. Sie geben der Trauer Raum und lassen sie in all ihren Ausdrucksformen (Weinen, Klagen, Wut etc.) zu. Wird der Kranke in seiner Trauer nicht überflutet, können sie ihn ermutigen, in diesen Gefühlen zu bleiben, diese also nicht sofort zu unterdrücken. Das schmerzhafte Durchleben der Trauer ist schwer, und doch ist es Teil des Weges zum Annehmen des Sterbens.

Körperliche Zuwendung
Viele, jedoch nicht alle Trauernden empfinden es als wohltuend, wenn ihnen durch eine körperliche Geste, beispielsweise durch das Berühren der Hand oder Schulter, Trost und Anteilnahme gezeigt wird.

> **Spezieller Pflegehinweis:** Eine wertvolle Hilfe ist die Bitte an den Patienten um die Wahrnehmung seines Atems, um ein Erspüren seines Rhythmus im Kommen (Einatmen) und Gehen (Ausatmen). Eine körperliche Berührung kann ihn dabei unterstützen. Das Bewusstwerden des Atems und der Atempause führt den Trauernden in seine Mitte und nimmt ihm damit das Überwältigende seines Schmerzes.

Abschied ermöglichen
Bewusstes Sterben ist mit dem Wunsch verbunden, bewusst Abschied nehmen zu wollen. Daher sollte Aufmerksamkeit für etwaige Anliegen bestehen (beispielsweise die Bitte um ein letztes versöhnendes Gespräch der Patientin mit Sohn oder Tochter oder der Wunsch, noch einmal nach Hause zu kommen). Soweit diese Wünsche realisierbar sind, sollten sie ermöglicht werden. Hierzu gehört auch die Schaffung einer ungestörten Atmosphäre (etwa im Anbieten eines eigenen, ruhigen Raumes), wenn letzte Gespräche, vielleicht auch mit einem Geistlichen geführt werden wollen.

8.2.2 Trauer bei Angehörigen

Trauer ist eine Emotion, die nicht erst mit dem Tod eines geliebten Menschen gegenwärtig wird. Die bevorstehende tiefe Verlusterfahrung kündigt sich in einem Nicht-wahrhaben-Wollen, in Schuldzuweisungen[173], in Wut, Verzweiflung, Niedergeschlagenheit und Angst, bis hin zum Einverständnis und innerer Zustimmung an. So ist ihr Dasein für einen nahen Menschen immer auch ein Stück eigenes Sterben.

> **Merke:** Die Angehörigen von Schwerstkranken und Sterbenden leben in einer Krisenzeit. Wenn auch, bedingt durch den Verlauf der Erkrankung, ein Stück innerer Vorbereitung auf den Todeszeitpunkt stattfindet, so ist sein Eintritt dennoch ein Ereignis, das emotional eine Grenzerfahrung darstellt. In diesem Ereignis kann die Trauer in ihrer ganzen Wirkmächtigkeit aufbrechen. Der körperliche Tod ist nun unmittelbar gegenwärtig und nicht mehr zu leugnen.

Mit dem Eintritt des Todes öffnet sich der Weg der akuten Trauer. Pflegende stehen mit den Angehörigen am Beginn eines oftmals langen Trau-

---

[173] Hier scheint es geschlechtsspezifische Unterschiede zu geben. Wenn Männer wütend sind (zum Beispiel in massiven Schuldvorwürfen), kann Trauer dahinter stehen. Wenn Frauen weinen, kann hingegen Wut der tiefer liegende Grund sein.

erweges, dessen weitere Landschaften sich ihnen jedoch weitgehend entziehen. Es ist zweifelsohne eine nicht immer einfache Realität, dass in der Palliativpflege oft in intensiver Weise der Sterbeprozess mit Angehörigen, Freunden und Bekannten begleitet und dabei die ganze Schwere akuter Trauer erfahren wird, die Trauerzeit danach aber weitgehend unbekannt bleibt. Dieser Schnitt kann schmerzlich sein, denn gerade das gemeinsame Durchstehen von Krisenzeiten verbindet.

8.2.2.1 Möglichkeiten des Umgangs und der Stützung: „Trittsteine der Trauer"

Bedeutung der Palliativpflege

Ist auch die **Begleitung trauernder Angehöriger** in der Palliativpflege zeitlich begrenzt, so kommen ihr dennoch **wichtige Aufgaben** zu. R. Smeding spricht in einem Seminar einmal von so genannten „**Trittsteinen der Trauer**", die in der akuten Trauerzeit gelegt werden können. Das, was durch eine Abschied ermöglichende und Trauer **Raum gebende Begleitung** angeboten wird, sind wichtige Elemente für diesen Trauerweg. Persönlichkeit und Tun der Betreuenden haben in der Trauerbegleitung insofern eine besondere Bedeutung, als sie den Menschen, denen sie in dieser schweren Zeit ihres Lebens beigestanden haben, in guter Erinnerung bleiben. Was sie getan haben, dass sie ihnen nahe waren, was sie vermittelt haben, all dies werden die Betroffenen nicht vergessen. Ein gelingender und friedvoller Weg wirkt für sie tröstend, sie werden dadurch mit weniger Angst und mehr Vertrauen auf ihr eigenes Sterben blicken können.

> **Merke:** Trauer zu begleiten heißt, Bindungen, die oftmals über lange Zeit gewachsen sind, im Lichte von Abschied, Verlust und Trennung zu begleiten. Dies erfordert viel Aufmerksamkeit, Einfühlungsvermögen und Zurückhaltung (besonders gegenüber vorschnellen Beurteilungen); beispielsweise in der Wertschätzung langer Bindungen zweier Partner, zu der beide ihr Bestes gegeben haben.

Einschätzung des Familiensystems
R. Smeding und E. Aulbert sprechen in ihrem Beitrag „Trauer und Trauerbegleitung in der Palliativmedizin" von der Wichtigkeit, dass „das betreuende Team bereits frühzeitig das **Familiensystem** des Betroffenen **hinsichtlich** der später **zu erwartenden Trauersituation** einschätzt und analysiert." Von Belang seien hierbei folgende **Fragen**:

Fragen zur Einschätzung des Familiensystems

„• Wer hat die **Leitfunktion** in der Familie inne?
• Wer ist die **Bezugsperson** mit dem engsten Vertrauensverhältnis zu dem Sterbenden (Rolle des Ansprechpartners)?
• Wer wird von dem **Verlust** besonders **betroffen** sein?
• Wer hat besondere **zusätzliche Belastungen** oder andere Verluste zu tragen?
• Wie lässt sich die **Schwere des Verlustes** für einzelne Familienmitglieder mildern bzw. ertragbar machen?

- Wo bestehen im eigenen Umfeld der Familie **Ressourcen**, die eine **Unterstützung** bei der **Trauerarbeit** anbieten?"[174]

Erstellen eines Genogramms

In ihrem Beitrag führen die beiden Autoren an einem Fallbeispiel das „Genogramm einer Trauerfamilie" aus[175]. Dieses vorbildliche Erstellen eines Genogramms gibt einen sehr guten Einblick in die **familiären Beziehungen** eines Kranken. Zugleich ermöglicht es, für die genannten Fragen eine **fundierte Antwort** zu finden. Wenn auch in der täglichen Praxis ein derart **umfassendes Erstellen** nur selten möglich sein wird, so kann es dennoch als ein wünschenswertes Ziel vor Augen stehen.

Familienstruktur

Für die Erfassung einer Trauerfamilie im Sinne eines Genogramms bedarf es der **Begleitung** des Patienten und seiner ihm nahe stehenden Personen **über einen längeren Zeitraum**. Für Patienten, die nach kurzer Zeit versterben, ist ein Kennenlernen des Familiensystems nahezu unmöglich. Weiterhin ist eine **Weitergabe von Informationen** innerhalb des betreuenden **Teams** erforderlich. Ohne diesen Austausch geht das wechselseitige Transparentmachen des Erfahrenen verloren. Ist ein **Vertrauensverhältnis** zwischen dem Patienten, seiner Familie und den begleitenden Mitarbeitern entstanden, so werden Angebote, die auf eine Stützung in der Trauer zielen, offener aufgenommen werden können.

Voraussetzungen

Das vollständige Erfassen eines Genogramms ist in der Regel nicht möglich, jedoch hat bereits das **teilweise Herausarbeiten familiärer Ordnungen** einen hohen Wert. Beispielsweise ergab ein Gespräch mit der jüngeren Tochter einer über 90-jährigen Patientin folgendes Bild:

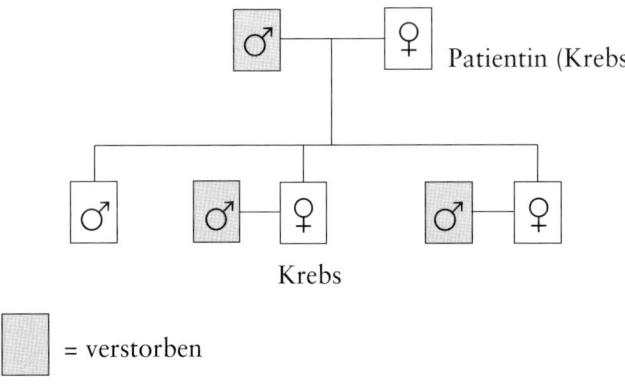

Abb. 1: Genogramm einer krebskranken Patientin

„Wir Frauen haben alle unsere Männer verloren", erzählte mir die jüngere Tochter. „Und wir haben uns zu dritt immer gegenseitig gestützt". Der

---

[174] In: Aulbert, E./ Zech, D. (Hg.): Lehrbuch der Palliativmedizin, Stuttgart (1. Nachdruck) 2000, S. 872.
[175] Ebd., S. 873 ff.

baldige Tod der Patientin, dies wird in der Begleitung deutlich, lässt das bislang stabile System von Mutter und beiden Töchtern (der Sohn kommt nur selten) auseinander brechen.

Die ältere der Töchter hat ihren Ehemann erst vor einem Jahr verloren. Seit dieser Zeit weiß sie auch von ihrer eigenen Brustkrebserkrankung. Beide erleben im Abschied von ihrer Mutter noch einmal den Abschied von ihren Ehemännern. Dies erschwert die gesamte Situation.

Die ältere Tochter scheint kaum noch belastbar. Jeder Besuch wirkt wie eine Überforderung. Sie bedarf daher einer besonderen Stützung. Die jüngere Tochter strahlt eine gewisse Stabilität aus. Sie spricht einmal davon, dass sie versuchen werde, ihrer Schwester Halt zu geben.

Erkennen von Risikofaktoren für einen normalen Trauerweg und Möglichkeiten der Hilfe

Systemischer Ansatz

Ein wichtiges Anliegen des **systemischen Ansatzes** ist das Erkennen von gefährdeten Personen in einer Trauerfamilie. Es gibt, wie im Theorieteil ausgeführt, sog. Risikofaktoren für einen normalen Prozess der Trauer: biografisch-demografische und individuelle Faktoren, Art des Todes und Umstände, die den Todesfall begleiten. In obigem Beispiel ist es die ältere der beiden Schwestern, die in ihrer Trauer gefährdet ist. Doch auch die jüngere Schwester trägt an der alten Trauer gegenüber ihrem verstorbenen Ehemann, zu der nun die akute Trauer um ihre Mutter hinzutreten wird. Beim Erkennen einer Gefährdung sollte den betroffenen Menschen umgehend Hilfe angeboten werden.

Smeding/Aulbert nennen in ihrem Beitrag verschiedene Arten von **Angeboten für Menschen**, die **vor**, **direkt nach dem Verlust** oder **später** Hilfe benötigen:

Hilfsangebote

- „informatives Trauergespräch, beispielsweise durch das Team
- Selbsthilfegruppen, in der Regel ohne Supervision
- ehrenamtliche, geschulte und supervisierte Einzelbegleitung
- Trauergruppen mit Supervision
- Begleitung durch einen spezifisch geschulten Pflegenden oder Sozialarbeiter
- psychotherapeutische Intervention durch einen spezialisierten Psychotherapeuten
- begleitende pharmakologische Unterstützung"[176].

Abschied im Sterbeprozess

Möglichkeiten

Elemente bewussten Abschiednehmens sind gerade im Hinblick auf die Zeit nach der akuten Trauer für die Angehörigen kostbare Erfahrungen. Solche Elemente sind z. B. die Möglichkeit, **letzte Dinge** zu **besprechen**, sich noch einmal ganz **Persönliches** zu **sagen**, sich zu **entschuldigen**, zu **verzeihen**, zu **danken** für das, was gewesen ist, vielleicht Worte mit auf den Weg zu geben etc. Es ist gut, wenn Begleitende diese Möglichkeiten berücksichtigen, wenn sie – in der gebotenen Achtsamkeit – von ihrer Bedeutung sprechen. Ungeklärtes und Offenes belastet („Warum haben wir

---

[176] Ebd., S. 872.

nur nicht mehr miteinander gesprochen?", fragte mich eine Angehörige wenige Wochen nach dem Tod ihres Mannes), wie umgekehrt **Versöhnung und Dank entlastet und befreit.**

Auch an den **Stellenwert des Religiösen** für ein versöhnliches Abschiednehmen ist zu denken: Möglich ist, für den Kranken, für die Beziehung, für die Familie in einer Kirche eine Kerze anzuzünden, die Bindungen und Beziehungen, mit allem, was war, vor Gott zu tragen, ein letztes gemeinsames Gebet, vielleicht ein letztes gemeinsames Abendmahl zu feiern etc.

> **Beispiel:** Die Ehefrau eines jüdisch-liberalen Patienten (Herr L.) leidet darunter, dass ihr schwer kranker Ehemann über Fragen, die Sterben und Tod betreffen, nicht mit ihr spricht. Ihr stellt sich u. a. auch die für sie dringliche Frage nach dem Ort der Bestattung. Während der Abendpflege komme ich mit Herrn L. ins Gespräch. In diesem wird deutlich, dass er um die Ernsthaftigkeit seiner Erkrankung, dass er – weiter noch – um sein baldiges Sterben weiß. Einen Tag später berühren wir in unserem Austausch das Thema Bestattung. Ich erzähle ihm in diesem Zusammenhang von der Not seiner Ehefrau, seine Anliegen diesbezüglich nicht zu kennen. Ich frage ihn, ob er nicht ein Gespräch mit ihr darüber führen möchte.
>
> Wenige Tage später berichtet mir Frau L. von einer intensiven Unterredung mit ihrem Ehemann. Sie erzählt mit großer Offenheit, dass nicht nur über Fragen der Bestattung, sondern auch über Gutes und Schwieriges in ihrer Beziehung gesprochen werden konnte. Und sie fanden Worte des Dankes für die gemeinsame Zeit.

Angehörige sind in der letzten Lebensphase ihres Nächsten bisweilen überfordert und bedürfen einer größeren **Unterstützung** als der Sterbende selbst. Statt dem Sterbenden eine Hilfe zu sein, belasten sie den Kranken. Hier erfordert es oftmals sehr viel Feingefühl und Takt, um ihr Verhalten in positiver Weise aufzunehmen und, wenn notwendig, zu begrenzen; beispielsweise wenn wir einen 50-jährigen Ehemann darum bitten, seiner im Sterben liegenden Ehefrau „nur" mehr die Hand zu halten, statt ihr durch sein erdrückendes Verhalten jedes Atmen zu nehmen. Im Umgang mit unsicheren und hilflosen Angehörigen ist es umso wichtiger, **Sicherheit auszustrahlen.** Dies schafft **Vertrauen.** In jedem Falle ist es wichtig, den Angehörigen das Gefühl zu vermitteln, dass sie, dass ihre Verzweiflung, ihre Ängste ernst genommen werden. So haben sie die Gewissheit, in dieser schweren Situation nicht alleine zu sein, sie spüren, dass jemand da ist, wenn sie Hilfe benötigen.

Unterstützung

Es gibt im Verhalten der Familie gegenüber dem Patienten belastende und lassende Trauer. Die **belastende Trauer** enthält die Botschaft an den Kranken: „Ich brauche dich. Du darfst nicht sterben." Die **lassende Trauer** hingegen bringt zum Ausdruck: „Du darfst gehen. Alles ist geregelt. Es ist gut." Dies ist gegebenenfalls auszusprechen. In der Stärkung lassender Trauer liegt die Aufgabe.

Trauer

Um den Augenblick des Todeseintritts

Anwesenheit Wird deutlich, dass der Eintritt des Todes unmittelbar bevorsteht, ist es gut, bei den Angehörigen zu bleiben, wenn sie dies wünschen. Ich selbst habe immer wieder viel Dankbarkeit für die **Anwesenheit**, das „Bei-ih-nen-Sein" in diesem schweren Augenblick erfahren. Letzte kleine **Handlungen** und **Gesten** können eine **wertvolle Hilfe** für sie sein; beispielsweise das zarte Auftragen eines bestimmten Öles (sehr gut eignet sich eine Mandelölmischung mit Rose, Lavendel und Zeder) zur letzten Wegbegleitung auf Stirn, Herzbereich, Hände oder Füße des Sterbenden, das Sprechen der Worte „Es ist gut", „Alles wird gut", mit dem Ausatmen des Sterbenden „Ja" zu sagen, ein Gebet zu sprechen usw.

Wenn der Patient verstorben ist, wenn die Unsicherheit des letzten Atemzuges zur Gewissheit geworden ist, wenn der Tod nun zu einem Faktum geworden ist, unwiderruflich und nicht mehr abwendbar, dann gilt es, diesem großen Ereignis Raum zu geben: für die Stille des Todes, für die aufbrechenden Emotionen der Trauer. Tränen, lautes Weinen und Klagen sind wichtig. Sie sind natürlicher Ausdruck der Trauer und nichts, wofür sich Angehörige schämen müssen. Viele Worte haben in der akuten Situation des Todes in der Regel keinen Platz. Ein stilles Bei-ihnen-Sein, eine Berührung oder, wenn dies stimmig ist, eine Umarmung drücken den Angehörigen Anteilnahme und Trost in besserer Weise aus.

Die Bemühung der Betreuenden sollte es sein, Ruhe zu vermitteln, zu warten, evtl. sofort auftretende Fragen der Angehörigen nach Organisatorischem etwas zu bremsen. Sie können ihnen sagen, dass sie da sind, wenn sie gebraucht werden, dass sie noch zu Klärendes etwas später, vielleicht in einem anderen Raum, gerne gemeinsam besprechen.

Merke: Begleiten sie Personen aus anderen Kulturkreisen, so gilt es, den jeweiligen Ausdruck der Trauer anzuerkennen.

Zu Beginn der Schleusenzeit

Begleitung Mit dem Eintritt des Todes beginnt die **Schleusenzeit**. Die Schleusenzeit ist nach R. Smeding die Zeit zwischen der Feststellung des Todes und der Bestattung (siehe Kapitel 8.1). Die von ihr so bezeichneten **Schleusenwächter** erfüllen darin bestimmte Aufgaben. Auch Pflegende sind Schleusenwächter. Sie begleiten die Angehörigen in diese Zeit hinein und sind zu Beginn dieser schweren Zeit bei ihnen. In späteren Begegnungen erfahren sie häufig von der **Spannung** zwischen **äußeren Anforderungen** (Kalenderzeit) und einem dazu in Widerspruch stehenden **inneren Befinden** (Trauerzeit).

Einige **Trittsteine der Trauer** in der Begleitung Angehöriger sind in den beiden vorangegangenen Abschnitten „Abschied im Sterbeprozess" und „Um den Augenblick des Todeseintritts" beschrieben worden. Welche Elemente sind zu Beginn der Schleusenzeit wichtig?

Den Angehörigen sollte die Möglichkeit gegeben werden,

- gemeinsam den **Verstorbenen** zu **versorgen**, das heißt, ihn etwas zu waschen, anzuziehen, Blumen auf das Totenbett zu legen usw. Zumeist entwickelt sich ein Gespräch über den Verstorbenen, sein Leben, über die Schwere seines Weges und über das gemeinsam Erlebte.
- dass ein **Priester** in ihrer Anwesenheit die **Totengebete** spricht und die **Aussegnung** vollzieht.
- dass **organisatorische Dinge** geklärt werden können:

Häufig besteht vonseiten der Angehörigen ein großes Bedürfnis nach Klärung von Organisatorischem. Die auftretenden Fragen sollten in Ruhe und in einem gewissen zeitlichen Abstand zum Eintritt des Todes besprochen werden. In diesem Rahmen können auch die Pflegenden ihre Anliegen vorbringen. Dabei ist zu berücksichtigen, dass die Angehörigen noch ganz unter dem Eindruck des Todesereignisses stehen. Sie fühlen sich daher oftmals wie betäubt und können nur sehr begrenzt Informationen aufnehmen. Die Hinterbliebenen werden darüber informiert, dass der Verstorbene – je nach stationsinterner Regelung – noch bis zu einem Tag auf der Station (in einem würdig gestalteten Raum) bleiben kann, so dass entfernter wohnende Angehörige und Freunde in dieser Zeit die Gelegenheit haben, sich zu verabschieden; auch dass die Anwesenden die Möglichkeit haben, zu bleiben oder noch einmal zu kommen. Besonders nach einem schweren Weg des Sterbens ist es ein großer Trost, wenn das Antlitz des Toten – wie dies meist der Fall ist – weichere und friedlichere Züge trägt als zum Zeitpunkt des Versterbens.

Empfehlung: Gibt es auf der Palliativstation ein so genanntes „Abschiedsbuch" (jede Seite dieses Buches ist einem verstorbenen Patienten gewidmet), dann ist zu fragen, ob die Angehörigen diese Seite gestalten möchten. Besteht eine unter fachkundiger Begleitung geführte Trauergruppe für hinterbliebene Angehörige, so sind sie gerade jenen Menschen ans Herz zu legen, die einer besonderen Stützung für ihren weiteren Trauerweg (Risikotrauernde) bedürfen. Gibt es darüber hinaus Angebote für Trauernde (Gedenkgottesdienst, Trauerkaffee etc.), sollte auf diese hingewiesen werden.

Trauerbegleitung von Kindern

Jede familiäre Konstellation des Verlustes bedarf einer besonderen Einfühlung. Es ist zu differenzieren, ob ein Ehepartner oder ein Elternteil stirbt, ob Erwachsene oder Kinder ihre Eltern oder ob Eltern ihre (erwachsenen) Kinder verlieren. Eine besondere Herausforderung unter diesen Konstellationen stellt die **Betreuung von Kindern** dar, die einen Elternteil (oder einen anderen geliebten Menschen) verlieren[177]. Wenn auch von den Angehörigen nur selten ausgesprochen, so besteht doch im-

Betreuung

---

[177] Hinsichtlich einer Gefährdung heißt es bei Smeding/Aulbert, dass im Prinzip Kinder aller Altersgruppen, Familien mit kleineren Kindern, Heranwachsende, junge Erwachsene, besonders aber auch ältere Geschwisterkinder betroffen sind. Ebd., S. 871.

mer wieder große Angst und Unsicherheit, wie mit Kindern in Anbetracht von Sterben und Tod umzugehen ist. Eltern und Großeltern wollen Kinder häufig vor den in ihren Augen erschreckenden und entstellenden Situationen des Sterbens und des Todes schützen. Dies hat zur Folge, dass Kindern ein Kommen verwehrt wird, oder ihnen bei einem Kommen nicht ausreichend Zeit gegeben wird, sich zu verabschieden.

> **Beispiel: Familie D.**
>
> Herr D., Vater zweier Kinder (5 und 11 Jahre alt), liegt im Sterben. Das Ehepaar D. hat in einer Zeit, als es Herrn D. noch deutlich besser ging, beschlossen, dass beide Kinder ihren Vater bei Verschlechterung nicht mehr sehen sollen.
> Das Team würde gerne wissen, welchen Wunsch die Kinder selbst haben. Wollen sie ihren Vater noch einmal sehen? Wir bieten Frau D. an, dass bei einem Besuch der Kinder eine Trauerbegleiterin anwesend sein könnte, die sie und ihre Kinder unterstützen würde. Sie lehnt dieses Angebot ab. Diese Entscheidung muss respektiert werden. Nach dem Tod ihres Mannes laden wir Frau D. ein, in eine unter fachkundiger Begleitung geführte Trauergruppe zu kommen.

Bedürfnis des Kindes   Erkennen Eltern die Wichtigkeit des **Abschiednehmens** für ihre Kinder (Kindern wohnt ein sehr viel natürlicherer Umgang mit Sterben und Tod inne als Erwachsenen), dann werden sie ihnen einen **Besuch** beziehungsweise ein **letztes Sehen** ermöglichen. Sie können und sollten hierbei – je nach **Alter und Bedürfnis der Kinder** (und auch den eigenen Möglichkeiten) – unterstützt werden; beispielsweise, indem den Kindern vorgeschlagen wird, ihrer Mutter/ ihrem Vater oder der Großmutter/dem Großvater ein Bild zu malen, das sie an die Wand des Krankenbettes hängen. Ist der Angehörige verstorben, können sie dieses Bild auf das Totenbett legen. Eine Kerze kann mit ihnen entzündet und eine Bitte für den Verstorbenen gesprochen werden. Möchte das Kind ihn ein letztes Mal berühren, ist dies eine zu begrüßende, liebevolle Geste des Abschieds.

Begegnungen mit trauernden Angehörigen nach der Bestattung

„Viele verschiedene Gefühle"
Durch stationsinterne Angebote an die Hinterbliebenen (Beispiel: Abschiedsbuch, Gedenkgottesdienst) kommt es zu Begegnungen und Gesprächen, in denen viel von der Not und immer wieder auch von der Einsamkeit (besonders bei Paaren, die isoliert, also ohne soziale Einbindung gelebt haben) der trauernden Menschen zu hören ist. Aus einem gewissen Abstand heraus an den Ort zu kommen, an dem sie Trennung und Verlust erlitten, zugleich aber auch Zuwendung und Hilfe erhielten, ist für sie eine bewegende Erfahrung. Auch unabhängig von Angeboten durch die Station suchen Angehörige die Einrichtung auf. Beispielsweise kamen Sohn und Schwiegertochter eines verstorbenen Patienten wiederholt auf die Station, an „seinem" Zimmer vorbei, um in die Kapelle zu gehen. Im-

mer, wenn die Leere, wenn das Gefühl des Fehlens übermächtig wurde, war es Zeit, den Ort der Erinnerung aufzusuchen. In einem Gespräch, drei Wochen nach dem Tod seines Vaters, sagte mir sein Sohn: „Ich habe viele verschiedene Gefühle", „das kann man gar nicht beschreiben". Es seien Gefühle des Dankes (dass es kein schwerer Leidensweg war, aber auch Dank an die Begleitenden), der Erleichterung und des Verlustes.

Merke: Angehörige können sich in der Trauer gegenseitig stützen. Dies zeigen die Erfahrungen während der Zeit der Krankheit und des Sterbens, und dies verdeutlichen die geknüpften Kontakte über diese Zeit hinaus.

Schuldgefühle

Schuldgefühle werden in den Begegnungen vielfach thematisiert, sei es die Schuld, beim Sterben nicht da gewesen zu sein, nicht genug getan zu haben (auf der Suche nach Therapien, an Fürsorge), letzte Dinge nicht besprochen zu haben usw.

Im Kontakt mit den Angehörigen sollte versucht werden, zu vermitteln, dass Schuldgefühle, dass Gefühle von Niedergeschlagenheit und Leere, dass ein Durcheinander von Emotionen Teil eines normalen Trauerprozesses sind. Sie alle haben ihren Platz im Land der Trauer. Gefühle der Schuld sind daher nicht wegzuargumentieren. Hierzu gehört auch, dass Schuldvorwürfe von Angehörigen an andere Personen (Ärzte, Pflegende, Freunde,...) zunächst einmal ohne den Versuch rationaler Widerlegungen aufzunehmen sind. Sie sind in der Regel Ausdruck eines tiefen Trauerschmerzes.

V. Kast schreibt: „Dass Schuldgefühle wach werden, gehört zu einem normal verlaufenden Trauerprozess, denn wer könnte schon von sich behaupten, eine Beziehung ohne jedes Versäumnis gelebt zu haben?" „Das Schuldhafte kann nicht vermieden werden, und wenn jemand stirbt, dem gegenüber Schuldgefühle bestehen, dann wird bewusst, was das existenziell bedeutet: ein Mensch zu sein, der schuldig werden muss und von sich selber doch immer meint, er könnte die Schuld vermeiden."[178]

Empfehlung: Im Austausch mit trauernden Angehörigen wird es stets darum gehen, sie in ihren Gefühlen der Trauer zu hören und anzunehmen. Ist im Gespräch zu vernehmen, dass der Trauernde nicht mehr alleine zurechtkommt, dass eine Hilfe von außen nötig ist, dann sollten gemeinsam Möglichkeiten der Unterstützung gesucht werden.

---

[178] Kast, V., a.a.O., S.108. Die Autorin schreibt weiter, dass ihrer Meinung nach Schuldgefühle stark mit dem zusammenhängen, „was in der Beziehung zwischen zwei Menschen ungeklärt geblieben ist, natürlich auch mit dem Ideal, das man sich vorgestellt hat in der Beziehung zum Verstorbenen, und der realen Beziehungsform, die man dann gefunden hat" (Ebd.). Des Weiteren, „dass vieles vom eigenen Leben, das eigentlich hätte gelebt werden müssen, in dieser Beziehung nicht gelebt worden ist. Diese Schuldgefühle werden dann oft zu ausschließlich im Zusammenhang mit dem Verstorbenen gesehen" (Ebd., S. 114).

8.2.3   Trauer bei Pflegenden

Gefühle

Die Gestalt der Trauer zieht nicht vorüber, ohne die Pflegenden selbst immer wieder zu betreffen. Dieses **Betroffensein** reicht von einem zarten **Berührtwerden** bis zu einem **festen Umfangen,** von einem Gefühl leiser **Traurigkeit** bis hin zu **tief erlebter Trauer.** Der Mantel der Trauer mit seinen Gefühlen von **Schuld, Ärger** und **Wut,** von **Last** und von **Schwere,** aber auch von **Entlastung und Befreiung** kann sich gleichermaßen um sie legen.

Trauer im Hinblick auf Trennung, Abschied und Verlust

Situation

Vieles kann Pflegende in der Begleitung Kranker und ihrer Familien traurig stimmen: körperliche Beschwerden, seelische Not, familiäre Konflikte, eigene begrenzte Möglichkeiten usw. Das Gefühl der Trauer jedoch reicht weiter als die Empfindung von Traurigkeit. Sie waren für den Kranken und seine Familie ein Stück weit **Wegbegleiter** und haben in dieser schwierigen Zeit eine **Beziehung** zu ihnen aufgebaut. Am Ende dieser gemeinsamen Zeit gilt es, sich von eingegangenen **Bindungen** zu **lösen.** Wenn sie auch um die zeitliche Begrenzung ihrer Begleitung wissen, so ist doch der Schritt des **Abschiednehmens** bisweilen schmerzlich. Besonders intensive Beziehungen durch den Tod verabschieden zu müssen, löst Trauer in ihnen aus. Diese Trennung kann in die Nähe eines **persönlichen Verlustes** rücken.

Übergroße Abschiedlichkeit?

Gestimmtheit

Es ist keine Frage: die zahlreichen Abschiede, der häufige Tod, über Monate und Jahre erfahren, wirken belastend. Sie wirken in einer Weise, die durch eine bewusste Auseinandersetzung nicht vollständig zu lösen ist. Martin Heidegger spricht in „Sein und Zeit" einmal von der **Gestimmtheit des Daseins.**[179] Als ein „fundamentales Existenzial"[179] hat sie **erschließenden** Charakter. Sie macht offenbar, „wie einem ist und wird"[180]. Der Mensch selbst und die ihn umgebende Welt erscheinen im Lichte dieser Gestimmtheit. Die vielen Abschiede und die vielen Belastungen, die sich im Umkreis von Kranksein, Sterben und Tod ereignen, wirken, so denke ich, in diese Gestimmtheit hinein. Begleitende werden in sich selbst zu schauen haben, ob eine bislang unbekannte Schwere in ihnen liegt, ob ihre Sicht der Menschen und Dinge von einem Schatten übergroßer Abschiedlichkeit gezeichnet ist. Ist ihre Gestimmtheit eine der Trauer geworden, die sich dem Leben verschließt?

Träume

Wie tief die Sehnsucht nach Lebendigkeit und Leben inmitten einer dauerhaften Erfahrung von Sterben und Tod sein kann, zeigen vereinzelt

---

[179] Heidegger, M.: Sein und Zeit. Tübingen (16. Auflage) 1986, S. 134.
[180] Ebd.

Träume. In diesen Träumen gesunden Schwerstkranke, erwachen Verstorbene wieder zum Leben, wird die Palliativ- zu einer Rehabilitationsstation. Diese **Träume von Gesundung und Auferstehung**, die eindrücklich den **Wunsch nach** einem **Weiterleben**, vielleicht auch den Wunsch nach einer **Aufrechterhaltung der Beziehung** zeigen, lassen erkennen, dass in der Fülle des Abschiedlichen der Strom des Lebendigen nicht versiegen darf. Werden die **Auferstehungsträume** (sie sind **archetypisch**) auf der Subjektstufe[181] gedeutet, dann sehnt sich jener Teil der Träumenden, der sich in Patientin X/Patient Y ausdrückt, nach Lebendigkeit und Weiterleben. Jüngere Mitarbeiterinnen, die selbst (noch einmal) durch die Geburt eines Kindes Leben schenken möchten, stehen diesen Träumen möglicherweise besonders nahe.

8.2.3.1 Möglichkeiten des Umgangs und der Entlastung

Erste Schritte

Trauer wahrnehmen
Wie wird mit Trauer umgegangen? Wird sie verdrängt, vielleicht aus Scham vor den Angehörigen des Verstorbenen? Oder wird sie in der Meinung unterdrückt, in einer professionellen Beziehung dürfe Trauer nicht sein? Werden Tränen als Zeichen von Schwäche gesehen, die vor Kolleginnen und Kollegen zu verbergen ist? Besteht überhaupt ein Zugang zu eigener Trauer?
Ein Umfeld, in dem Trauer sein darf, in dem sie willkommen geheißen und als wertvoll erachtet wird, ein Umfeld also, in dem die eigene Trauer angenommen wird, macht es leichter, sich Trauer zuzugestehen, sie wahrzunehmen und sie zu zeigen.

Situationsanalyse, Benennung und Differenzierung

Wird die Situation, die Trauer auslöst, noch einmal vergegenwärtigt, stellen sich folgende **Fragen**:   Fragen
Was ist Ursache meiner Trauer? Um wen oder was trauere ich? Habe ich meine Trauer gezeigt? Welchen Ausdruck hat sie erhalten? Wie ist die Intensität meiner Trauer? Ist sie dem Anlass angemessen? Wird etwas, das in meiner Lebensgeschichte begründet ist, in mir berührt?
Wie stark habe ich mich in der Pflegebeziehung geöffnet? War ich „grenzenlos"? Fühle ich mich durch meine Trauerreaktion entlastet oder lebt noch eine Spannung in mir? Was würde mir jetzt möglicherweise gut tun?

---

[181] C. G. Jung unterscheidet in seiner Traumdeutung eine Objekt- von einer Subjektstufe. Träume ich von einer mir nahe stehenden Person, der ich im Traum versuche aus dem Weg zu gehen, so ist es auf der objektiven Stufe diese Person selbst und meine Beziehung zu ihr, die ich in den Blick nehme. Auf der subjektiven Stufe betrachte ich die mir nahe stehende Person nicht „an sich", sondern als einen Teil von mir. Ich werde überlegen müssen, warum ich versuche, diesem Teil meiner Persönlichkeit nicht begegnen zu wollen.

Sind Pflegende bereits über einen **längeren Zeitraum im Palliativ- oder Hospizbereich** tätig, können sie zudem fragen:
Hat sich, über den langen Zeitraum gesehen, meine Trauer und meine Trauerfähigkeit verändert? Kann ich mich noch so für den Kranken und seine Familie öffnen wie vielleicht zu Beginn?

> **Merke:** Im Versuch einer Beantwortung dieser Fragen wird über sich selbst und die eigene Trauer ein klareres Bild gewonnen. Die Emotion wird aus dem Abstand noch einmal angesehen und benannt. Strukturen und Verhaltensweisen werden deutlicher und erlauben ein Nachdenken über möglicherweise notwenige Veränderungen wie auch über weitere Möglichkeiten der Trauerverarbeitung.

Wer bin ich in Bezug auf Trauer?
Die Art und Weise mit Trennung, Verlust und Tod umzugehen, wird von den persönlichen Erfahrungen mit Abschied, Tod und Trauer mitbestimmt. Daher ist es von Bedeutung, die eigene Biografie der Trauer, die eigene Geschichte von Trennung und Verlust zu betrachten und zu fragen:

Fragen
- Habe ich in meiner Entwicklung Trauer als willkommen erlebt? Erfuhr sie eine positive Aufnahme durch die Eltern bzw. durch das familiäre und soziale Umfeld? Durfte ich weinen, oder musste ich meine Tränen unterdrücken?
- Trage ich alte Trauer durch Trennung oder Verlust (von Eltern, Heimat etc.) in mir? Gibt es also Verluste, die unverarbeitet geblieben sind? Hat dies Einfluss auf unsere Kontakt- und Beziehungsfähigkeit?
- Gibt es in mir einen weit reichenden Schmerz über Unerfülltes? Kenne ich eine tief liegende Trauer der Verlassenheit?
- Wie reagiere ich heute, wenn ich Trauer empfinde? Wie gehe ich heute mit Trauer um?
- Lebe ich momentan in einer Zeit der Trauer?

8.2.3.2 Weitere Schritte und Möglichkeiten des Umgangs

Individueller Umgang mit Trauer
Neben den Möglichkeiten, die die jeweilige Station zur Trauerverarbeitung bietet, steht immer die ganz persönliche Art des Umgangs mit Trauer.

Übersicht 13: Rituale zur Trauerverarbeitung

> **Zwei Rituale für Pflegende**
>
> **1. In der Natur**
> Nach einem gewissen Zeitraum (monatlich, vierteljährlich oder in einem anderen zeitlichen Abstand) werden alle Namen der Verstorbenen, die in dieser Zeit begleitet wurden, auf ein Blatt Papier geschrieben. Darauf ist auch Platz für all das, was belastete. Dann wird ganz

bewusst von diesen Menschen und den Belastungen Abschied genommen, indem das Blatt – in Streifen gerissen – in der freien Natur verbrannt wird. Die Schwere geht in die verwandelnde Kraft des Feuers. Es ist eine wohltuende Geste, wenn die zurückbleibende Asche mit Erde bedeckt wird. Sie kann aber auch einem Bach oder Fluss – Ausdruck des weiterfließenden Lebensstroms – übergeben werden.

2. Auf der Station
Folgendes Ritual kann besonders wichtig sein, wenn nach einer intensiven Begleitung im Zimmer des Verstorbenen, aber auch in sich selbst noch viel Bedrückendes lebt. Alleine oder zu zweit wird mit einer Räucherschale, auf der Weihrauch oder Salbei entzündet worden ist, das Zimmer betreten. Verbunden mit einer Bitte oder einem Gebet werden anschließend in diesem Raum alle wichtigen Bereiche mit Weihrauch bzw. Salbei, zusätzlich vielleicht auch mit geweihtem Wasser, das in einem Schälchen getragen wird, gesegnet. Dieses Ritual hat eine entlastende und zugleich reinigende Wirkung. Es lässt wieder offener für die nachfolgenden Begegnungen mit den Kranken und ihren Familien werden.

Andere Formen
Rituale, Gebet, Meditation u. a. eröffnen auf religiös-spiritueller Ebene wichtige Hilfen zur Verarbeitung von Trauer. Eine andere Ebene ist das **Gespräch** mit Kolleginnen und Kollegen, mit dem Partner oder mit Freunden. In diesen Gesprächen wird es wichtig sein, in der eigenen Trauer ernst genommen zu werden, das Gefühl zu bekommen, verstanden zu werden.
Eine **Berührung**, vielleicht auch eine **Umarmung** schenkt Geborgenheit und Trost. Unter Umständen will ich aber **alleine** und ganz **für mich sein**. Dann ist es gut, wenn in dieser Zeit die anstehenden Aufgaben von den Kolleginnen und Kollegen übernommen werden.

Jeder im Palliativbereich Tätige wird im Umgang mit Trauer und Belastung die Ebene(n) aufsuchen, die ihm Hilfe sind. Diese können unterschiedlicher Natur sein, z. B. körperliche Ebene (sich zu Hause mit wohlriechenden Düften umgeben, sich einzureiben oder einreiben zu lassen, sich zu bewegen (Sport, Wandern usw.)), geistige Ebene (Kunst, Literatur, Philosophie etc.), spirituelle Ebene (Meditation, Kontemplation, Gebet usw.) . Ziel ist, an jene Quellen zu gelangen, die die Betroffenheit und Schwere ins Fließen und damit zur Entlastung bringen können.

Stationsspezifische Angebote
Neben dem ganz persönlichen Umgang mit Trauer ist es wichtig, dass es stationsspezifische Angebote gibt, in denen dem Einzelnen, alleine und/oder in der Gruppe, Zeit und Möglichkeit zur Trauerverarbeitung gegeben wird. Die Rahmenbedingungen des Stationsablaufes sollten so sein, dass Trauer Raum hat und Ausdruck finden kann, also nicht unterdrückt zu werden braucht.

Bewältigungsstrategien

Übersicht 14: Stationsspezifische Möglichkeiten
zur Trauerverarbeitung

Mögliche Angebote zur Trauerverarbeitung durch die Station

- Totengedenken (einmal in der Woche innerhalb des Teams, durch-
  geführt von einem Mitarbeiter).
- Gestalten des so genannten „Abschiedsbuches". In ihm wird dem
  Verstorbenen eine von den Angehörigen oder von den Pflegenden
  entworfene Seite gewidmet.
- Monatlicher Gedenkgottesdienst, in dem der Verstorbenen des je-
  weils zurückliegenden Monats gedacht wird.
- Entzünden einer Kerze, die über 24 Stunden auf dem Nachtkäst-
  chen vor dem Zimmer des Verstorbenen brennt.
- Supervision.
- ...

Trauerfähigkeit

Solche Angebote unterstützen nicht nur die persönliche Trauerverarbeitung, sie erhalten, so U. Münz, „auch die **Trauerfähigkeit**". „Denn kaum
etwas könnte der Arbeit im Hospiz abträglicher sein, als wenn Distanz
und Routine das Mit-Trauern und Mit-Fühlen mit Patienten und Angehörigen verhinderten. Diese sind und bleiben der Mittelpunkt all unseres
Tuns. Und daher kommen alle Hilfen für die Pflegekräfte indirekt auch
ihnen zugute."[182]

Persönliche Initiativen
Entstehen aus der Pflegegruppe heraus persönliche Initiativen, so zum
Beispiel regelmäßige Treffen, um die Kunst des Ikebana einzuüben, oder
um sich anhand philosophischer, psychologischer oder anderer Texte mit
dem Ziel auszutauschen, das in der Begleitung Erfahrene mit theoretischen Überlegungen zu verbinden, zu reflektieren und zu hinterfragen,
dann sind diese Intitiativen zweifelsohne ein wertvoller Beitrag zur Auseinandersetzung und Verarbeitung des Erlebten.

Probleme der Trauer

„Resttrauer"
Es gibt Trauer, die Pflegenden ungeachtet aller Hilfen bleibt, jene Trauer,
die durch ein stetes Erfahren von Abschied, Trennung, Verlust, Sterben
und Tod über Monate und Jahre an ihnen wirkt, ohne dass sie sich dessen bewusst sind. Diese Trauer lebt in der Tiefe der Seele und, so meine
ich, sie verändert. Jeder Einzelne muss sich fragen, ob und wie weit sie
ihn noch für ein neues Sicheinlassen in Beziehungen zu Kranken und ih-

---

[182] Münz, U.: Trauer lässt sich nicht bei Dienstschluss ablegen. In: Johannes-Hopiz der
Barmherzigen Brüder. Informationen für Freunde, Förderer und Mitarbeiter. München 2000 (Septemberausgabe), S. 2. Wenn, wie U. Münz dies tut, Trauer und Belastung zusammengeführt wird, dann haben Angebote der Entlastung zugleich den Sinn,
positiv auf die Trauerverarbeitung zu wirken. Ein Beispiel hierfür ist die Möglichkeit
eines kurzen morgendlichen Innehaltens (Gedicht, Gebet, Musik) vor Beginn des
Frühdienstes.

ren Familien offen sein lässt, inwieweit ein empathisches Mittrauern noch möglich ist.

Wenn Pflegende „zu sehr" trauern

Ist eine Beziehung zum Patienten entstanden, wird der Tod dieses Menschen für Pflegende schmerzlich sein. Hat sich darüber hinaus eine Bindung zum Patienten entwickelt, in der sie sich nicht mehr nur als Pflegende, sondern als Freunde oder Vertraute erleben, dann werden sie den Tod als persönlichen Verlust erleben. Der Trauer wird dann eine Intensität innewohnen, die weit über eine „normale" Trauerreaktion hinausreicht. Haben sie damit eine Grenze überschritten? Trauern sie „zu sehr"? Ich möchte hierzu ein **Beispiel** anführen.

> **Beispiel:** Eine Kollegin (Frau S.) empfand tiefe Trauer nach dem Tod einer jungen, an Krebs erkrankten Patientin. Während der Aufenthaltszeit auf der Palliativstation hatte sich eine intensive Beziehung zwischen beiden Frauen aufgebaut, die die Patientin für Frau S. zu einer Freundin werden ließ. Frau S. besuchte die Patientin außerhalb der Dienstzeit am Tag ihres Todes und war so gemeinsam mit dem Ehemann der Kranken im Augenblick des Todes bei ihr. Sie kam zur Bestattung und nahm in der freien Zeit auch am Totengedenken auf der Station teil. Die Kollegin sagte rückblickend, dass sie dadurch zu Trauerräumen, zu Möglichkeiten des Abschiednehmens und der Trauerbewältigung kam. Sie sagte von sich selbst, sie habe hier in der Begleitung bewusst eine Grenze überschritten. Diese Grenzüberschreitung erschwerte es ihr in den folgenden Wochen, sich neuen Begegnungen zu öffnen.
> Bei aller Belastung machte Frau S. in dieser Begleitung zugleich eine wichtige Erfahrung zum Verhältnis von Nähe und Distanz. Indem sie sich ganz auf die Beziehung einließ, erlebte sie eine tiefe Bereicherung. Sie erlebte aber auch, wie sehr sie der Abschied traf, wie sehr sie durch ihr Angehörigwerden trauerte und welche Erschwernis dies für sie im weiteren täglichen Umgang mit Tod und Trauer war.

Bei dieser Art von Erfahrung wird in Anbetracht von Nähe und Distanz emotional ein Feld durchschritten, das offene Grenzen hat. Die Folgen dieses Durchschreitens zeigen, dass stets beachtet werden muss, wohin die Wegbegleitungen im Eigenen führen. So kann ein Stück bewussten Umgangs mit Grenzen gelernt werden. Geschieht es, dass eine Beziehung in eine zu weite Dimension ausgreift, so ist dies nicht zu verurteilen, sondern als Ausdruck kostbarer Begegnung anzuerkennen.

Das Problem von Abgeben und Sichlösen
Auch für Helfende ist es ein Lernprozess, abzugeben, eigene Wünsche und Vorstellungen loszulassen (beispielsweise den Wunsch, beim Sterben eines ihnen nahe stehenden Patienten anwesend zu sein). Fühlen sie sich einem Kranken auch sehr verbunden, so erfordert es doch die Fähigkeit,

sich von ihm und den entstandenen Bindungen lösen zu können, die Fähigkeit, ein Stück zurücktreten zu können. Es ist eine abschiedliche Haltung, die damit eingeübt wird.

Alte und aktuelle Trauer in der eigenen Familie

Erschwernis

Es kann eine große **Erschwernis** bedeuten, **im Privaten** zu **trauern** (beispielsweise durch den Tod eines Elternteils) und zugleich **Trauer begleiten** zu müssen. Es entsteht das Gefühl, Abschied und Tod nicht mehr ertragen zu können. Der **Schmerz** über den Verlust wird **potenzierter**. Hier können Begleitende in eine eben solche **Zerrissenheit** geraten, wie sie R. Smeding in ihrem Trauermodell „Trauer erschließen" beschreibt. Die Trauerzeit wird dann als **kaum noch kompatibel mit der Arbeitszeit (Kalenderzeit)** empfunden.

Die Trauer um einen Verstorbenen wird auch erschwert, wenn sie an eigenen **früheren Trennungs- und Verlusterfahrungen** rührt. Hier kann alte und nicht verarbeitete Trauer aufbrechen.

> **Hinweis:** Gespräche mit Personen des Vertrauens, das Gefühl, im Team in der eigenen Trauer gesehen und angenommen zu werden, sind in diesen Situationen eine wichtige Stütze.

Identifikatorische Trauer und Übernahme von Trauer

Krise

Verena Kast spricht bei Menschen, die in helfenden Berufen arbeiten, von der Gefahr sog. „identifikatorischer Trauer". Solange diese Menschen andere in der Trauerarbeit unterstützen, geht es ihnen gut. Werden sie aber nicht mehr gebraucht, geraten sie in eine **seelische Krise**, denn sie sind dann auf sich selbst und ihre eigene Trauer gestellt. „Die identifikatorische Trauer kann so verstanden werden, dass man die Seiten in sich, die dringend der Trauerarbeit bedürften, auf einen anderen Menschen **projiziert** und dort **stellvertretend Hilfe gibt**. (...) Bei der Trauerarbeit bietet sich diese Verhaltensmöglichkeit besonders an, weil der Helfer, der auch jemanden verloren hat, besonders gern akzeptiert wird, weil er ja weiß, wie einem zumute ist."[183]

> **Merke:** Ich muss um meine Trauer als Begleitender wissen, um nicht eigene, unbearbeitete Trauer zu projizieren. Dies gilt für den umgekehrten Prozess in gleicher Weise; dann nämlich, wenn ich in Gefahr bin, die Trauer anderer zu übernehmen, die Trauer anderer zur eigenen zu machen.

---

[183] Kast, V., a. a. O., S. 102 f.

9 Freude und Hoffnung

Ich habe mich in meinen Ausführungen zu ausgewählten Emotionen in der Palliativpflege bisher auf eine Darstellung sog. „dunkler" Emotionen beschränkt. Eines der Ziele dieser Fokussierung ist die Verdeutlichung, mit welcher Vielzahl von elementaren und belastenden Emotionen im Palliativ- und Hospizbereich umzugehen ist.

Wenn auch der Schwerpunkt der Betrachtung auf einer Explikation belastender Emotionen liegt, so wäre es doch eine zu große Einseitigkeit und Verzerrung des Bildes, würde auf zwei zentrale Emotionen, nämlich **Freude und Hoffnung**, verzichtet werden. Es könnte der Eindruck entstehen, in der Begleitung hätten diese keinen Platz. Für Außenstehende mag dies so erscheinen. Jeder im Palliativbereich Tätige weiß aber, welche Bedeutung Freude und Hoffnung gerade in der eindringlichen Gegenwart von Krankheit, Sterben und Tod haben. Beide Emotionen leben in diesem Grenzbereich und sind für Patienten, deren Angehörige und uns Pflegende gleichermaßen wichtig.

Freude und Hoffnung sind „gehobene", sind „helle" (in Abgrenzung zu „dunklen") Emotionen[184]. **Dunkle Emotionen** stellen den Menschen auf sich selbst, sie wenden nach innen, **vereinzeln**. Gehobene Emotionen machen **leicht und weit**. Sie öffnen und lassen ihn sich zum anderen hinwenden. Beides ist wichtig: das Gefühl der Vereinzelung und der Gemeinschaft, das Gefühl des **Geworfen- und des Getragenseins**, das Gefühl des **Ernstes und der Heiterkeit**. Der Mensch ist ein Wesen in Schuld, Scham, Ekel, Angst, Wut und Trauer, aber er ist in gleicher Weise freudig und hoffnungsvoll (V. Kast).

Abgrenzung

9.1 Freude

9.1.1 Theorie der Freude

Bestimmungen der Freude

In der Freude ist einem **leicht ums Herz**, Gefühle von **Glück und Erfüllung** steigen auf. In der Freude verliert sich die Schwere: „Bewegungen

Empfindungen

---

[184] Vielleicht wäre es angemessener, von „erhebenden" statt von „gehobenen" Emotionen zu sprechen, da das Wort „gehoben" möglicherweise eine zu starke Polarisierung (Schuld etc.: „unten" (negativ), Freude etc.: „oben" (positiv)) assoziiert. Es geht aber nicht um einen polarisierenden, sondern um einen integrativen Ansatz, der das Dunkle und Schwere nicht ausschließt.

der Freude sind Bewegungen in die Höhe, in der Vertikalen. Freude hat mit dem Überwinden der Widerständigkeit des Daseins zu tun und gibt uns die Möglichkeit, „über uns hinausgehen zu können", uns in der aktuellen Situation zu transzendieren"[185]. Etwas **Vitales**, ein Stück **Freiheit** wird verspürt.

In der Freude verliert das **Leben** sein Grau und färbt sich bunt. Es erscheint **heiter** und **freundlich**. In dieser Gestimmtheit wird der Freudige weiter und offener für Begegnungen. Er will anderen seine Freude mitteilen, sich nicht mit ihr verbergen. Die Grenze zum anderen, die Grenze zur Welt wird durchlässiger. Sie will überschritten werden.

Im Gefühl der Freude lebt ein **Vertrauen zu sich selbst**. Mit ihm wird etwas geschenkt, das trägt und durch das das Leben und seine Aufgaben bewältigbar erscheinen. Der Mensch akzeptiert „die Welt außen, die Welt innen, sich selbst"[186], denn er sieht seine **Bedürfnisse erfüllt**.

Freude zeigt sich auch **körperlich**. Sie lächelt, ihre Augen glänzen, ihr Puls schlägt schneller, ihr Atem wird weiter.

Aspekte der Freude

Temporaler Aspekt

Im Hinblick auf den **zeitlichen (temporalen) Aspekt** können drei Momente der Freude unterschieden werden: die Vorfreude, die augenblickliche Freude und die Freudenerinnerung. Die **Vorfreude** blickt in die Zukunft. „Sie ist ganz nahe bei der Sehnsucht, ganz nahe bei unseren Wünschen, ganz nah bei unserer Erwartung."[187] Sie ist daher auch leicht enttäuschbar. In der **augenblicklichen Freude** hingegen wird nicht nach dem Morgen gefragt. Im Augenblick liegt der Genuss. In ihm wird Gegenwart weit. Die **Freudenerinnerung** wendet sich zurück. Situationen der Freude werden in der eigenen Biografie aufgesucht und in der Erinnerung zum Leben erweckt. In der Vergangenheit freudig Erfahrenes wird in der Gegenwart erneut empfunden.

Auslöser der Freude

Spektrum

Auslöser der Freude haben ein weites Spektrum. Sie reichen von der **Freude der Sinne** und **Sinnlichkeit** über die Freude und Leichtigkeit am **Schöpferischen (Kreativität)** und **Spiel** bis hin zur **tiefen Freude**, die sich in Meditation, Kontemplation und Gebet einstellen kann. Wie es Auslöser der Freude gibt, so gibt es auch Hemmnisse. Diese liegen beispielsweise in Neid und Eifersucht gegenüber der Freude des anderen.

Funktionen der Freude

Soziale Dimension

„Freude... ist die grundlegende Emotion für Verbundenheit und Solidarität"[188]. In ihr lebt also eine **soziale Dimension**, die für **Begegnungen** mit anderen Menschen öffnet und **Brücken** der **Kommunikation** schlägt.

---

[185] Kast, V.: Freude, Inspiration, Hoffnung. München (Zweite Auflage) 1998, S. 46.
[186] Ebd., S. 51.
[187] Ebd., S. 74.
[188] Ebd., S. 11.

Freude wirkt darüber hinaus **aktivierend** und **vitalisierend**. Sie stärkt den Menschen in seinen Aufgaben und schenkt ihm **Zuversicht** und **Optimismus**.

9.1.2 Freude in der Palliativpflege

9.1.2.1 Freude bei Schwerstkranken, Sterbenden und ihren Angehörigen

Freude, so ist gesagt worden, nimmt die Schwere und macht leicht. Diese Wirkung der Freude kann nicht hoch genug eingeschätzt werden.

> **Merke:** In der Freude wird von Patienten und ihren Angehörigen die Ungewissheit des Kommenden für einen Augenblick vergessen. Ihre Angst tritt in den Hintergrund.

Situationen, die Freude entstehen lassen
Es gibt kleine und große Freuden, und es sind vor allem die vermeintlich kleinen Dinge, denen am Ende des Lebens eine große Bedeutung innewohnt. Ich nenne im Blick auf die Schwerstkranken und Sterbenden:

- Freude an einer wohltuenden Einreibung, an einem Duft, einem bestimmten Geschmack, an einer liebevoll zubereiteten Mahlzeit, einer letzten Zigarette etc.,
- Freude an der Wahrnehmung der Natur, vielleicht noch einmal mit dem Rollstuhl in einen Park zu fahren, tief durchzuatmen,...
- Freude an einem selbst gemalten Bild der Kinder oder Enkelkinder,
- Freude an Begegnungen, an einem Gespräch,
- Freude an der Musik,
- die im besten Sinne kindliche Freude, die durch ein Kuscheltier ausgelöst werden kann,
- ...

Situationen

Bestimmte Ereignisse erzeugen tiefe Freude beim Kranken. In besonderer Weise ist dies gegeben, wenn eine über viele Jahre bestehende Last in Beziehungen doch noch eine **Versöhnung** erfährt:
- Eine durch einen Konflikt abgebrochene Beziehung zwischen Tochter und kranker Mutter wird wieder aufgenommen. Für beide ist dies ein freudiges Ereignis.
- Eine Mutter bittet in einem klärenden Gespräch ihren Sohn um Verzeihung für das an ihm getane Unrecht. Ihr Sohn sagt, er verzeihe ihr. Die Patientin ist nach diesem Gespräch ungewohnt heiter und froh.

Versöhnung

Die Freude der Kranken ist zumeist auch die Freude ihrer Angehörigen; so etwa die Freude am Aufbau vertrauensvoller Beziehungen oder die Freude an der Linderung schwer wiegender Symptome (Schmerzen, Übelkeit u. a.). Die Freude gilt immer, wenn Achtung und Wertschätzung erfahren werden, wenn ihnen Aufmerksamkeit (beispielsweise im Anbieten einer Tasse Kaffee für Angehörige oder Freunde) entgegengebracht wird.

> **Merke:** Menschen, die dem Tod nahe sind, brauchen das Gefühl, ihre Nächsten werden nicht alleine gelassen. Sie sind dankbar und froh für jede Form der Unterstützung.

Es ist eine schöne Erfahrung, wenn Angehörige sich an der Freude des Kranken selbst erfreuen können. Diese „Freude an der Freude" gilt es zu unterstützen. Gelingt es, dem schwer kranken Menschen Freude zu bereiten, so kann damit zugleich sein familiäres Umfeld erfreut werden.

Im Kontakt zur Freude sein: Möglichkeiten des Umgangs

Anders als bei den bisher behandelten Emotionen geht es bei der Frage nach dem Umgang mit Freude nicht um Möglichkeiten der Entlastung, sondern vielmehr darum, wie Freude gefördert werden kann. Der Zustand der Freude, mag er auch nur für Momente andauern, ist ein Zustand des Wohlbefindens und daher willkommen. Wie kann ein gelingender Kontakt zur Freude aussehen?

Heitere Gestimmtheit
Heiterkeit
Die Emotion Freude ist der **Heiterkeit** nahe. In der Heiterkeit ist **Frohsein**, ist **Zuversicht** und **Vertrauen**. Das Zugehen auf den Kranken und die ihm nahe stehenden Menschen ist darin leichter. Diese **Leichtigkeit** ist jedoch **nicht oberflächlich**, denn sie weiß um den **Ernst des Krankseins** und die **Angemessenheit des Ausdrucks**.

„Die Heitere heilt ursprünglich"
Es ist bemerkenswert, was Martin Heidegger, für den der Begriff „Angst" in seinem 1927 entstandenen Hauptwerk „Sein und Zeit" eine zentrale Kategorie darstellt, nun in den 1944 erstmals erschienenen „Erläuterungen zu Hölderlins Dichtung" über **das Heitere** schreibt. „Das Freudige hat sein Wesen im Heiteren, das aufheitert. Das Heitere selbst wiederum zeigt sich zuerst im Erfreuenden. Indem die Aufheiterung alles lichtet, gewährt das Heitere jeglichem Ding den Wesensraum, in den es seiner Art nach gehört."[189] Wenig später erhebt Heidegger „die Heitere" in einen heiligen Rang: „Wir nennen nach einem älteren Wort unserer Muttersprache das reine Lichtende, das jedem „Raum" und jedem „Zeitraum" erst das Offene „einräumt" und d. h. hier gewährt, „die Heitere". Sie ist in einem zumal die **Klarheit** (claritas), in deren Helle alles Klare ruht, und die **Hoheit** (serenitas), in deren Strenge alle Hohe steht, und

---

[189] Heidegger, M.: Erläuterungen zu Hölderlins Dichtung. FaM 1981, S. 16.

die **Frohheit** (hilaritas), in deren Spiel alles Freigelöste schwingt. **Die Heitere heilt ursprünglich**. Sie ist das Heilige."[190]

> **Merke:** Angst, Schuld, Scham, Ekel, Wut oder Trauer sind für die menschliche Existenz elementar, Freude und Heiterkeit – dies wird in den Ausführungen Heideggers deutlich – jedoch auch.

Die Heitere, die Klarheit, Frohheit und Hoheit ist, ermöglicht den Eingang des Offenen. Dieses Offene, das lichtet und erhellt, reicht an den Ursprung. Die Heitere, so das Wort M. Heideggers, „heilt ursprünglich". Diese **Tiefendimension** macht deutlich, warum es „die Heitere" gerade in der **Palliativ- und Hospizarbeit** zu bewahren gilt. In ihr wohnt etwas **Heilendes**, und dieses Heilende ist es, das **durch alle Schwere hindurch gebraucht** wird.

Tiefendimension

Der Freude nachgehen

Ähnlich den Schritten des Umgangs bei belastenden Emotionen ist es sinnvoll, sich auch bei der Freude einige **Fragen** zu vergegenwärtigen:

- Wer ist der Kranke in Bezug auf die Freude? Konnte sich durch vertrauensvolle Beziehungen in der Herkunftsfamilie Freude entwickeln? Hatten in der frühen Lebensgeschichte Kreativität, Neugier und Entdeckungsdrang ihren Platz? Durfte Freude sein oder wurde ihr Ausdruck gehemmt? Was gab es an freudigen Erfahrungen?
- Sind der Kranke und seine Angehörigen noch fähig, sich zu freuen, oder nimmt die Krankheit alle Möglichkeiten zur Freude? Wird Freude noch erlebt? Welche Stellung hat die Freude allgemein im familiären Bezugssystem?
- Wer in der Familie strahlt Vertrauen und Zuversicht aus, die dem Kranken gut tut?

Fragen

Neben der Vorfreude (beispielsweise in der Erwartung eines lieben Besuches) und der augenblicklichen Freude (etwa im Hören eines Musikstückes) ist von der **Freudenerinnerung** gesprochen worden. V. Kast weist in diesem Zusammenhang auf die Möglichkeit der Erstellung einer so genannten „Freudenbiografie" hin. Der Sinn dieser **Freudenbiografie** liegt „nicht nur darin herauszufinden, was aus unserer Freude im Laufe des Lebens geworden ist, sondern auch darin, dass wir uns immer wieder mit Freudensituationen der Vergangenheit identifizieren"[191]. Es geht um ein **Wiederbeleben innerer Bilder** der eigenen Geschichte, die es leichter machen, im **Hier und Jetzt zu bestehen**.

Die meisten der kranken Menschen und ihrer Angehörigen tragen mit ihrer Krankheitsgeschichte eine Biografie von Schmerz und Leid in sich. In der Begleitung einmal nicht nach dieser „**Problembiografie**", sondern **in**

Freudenerinnerung

---

[190] Ebd., S. 18 (Hervorhebung v. m.).
[191] Kast, V., a. a. O., S. 57. Bausteine der Freudenbiographie sind eigene Erinnerungen wie auch die Erinnerungen anderer.

Abhebung dazu über im Leben erfahrene **Freude** (einzeln, als Paar, in Beziehungen) zu sprechen, ist eine schöne **Kontrastierung**.

Wirkungen Zwei der wichtigen **Wirkungen**, die von der Freudenbiografie ausgehen können, beschreibt die Psychologin zum einen als ein **In-Kontakt-Kommen mit sich selbst**, zum anderen als ein in der Erinnerung gegenwärtiges Gefühl des **Einverständnisses mit der Welt**. Freudenerinnerungen können „Oasen des Selbstseins"[192] sein. Diese Möglichkeit ist es, die ihnen einen überaus hohen Stellenwert zukommen lassen.

Beispiel einer Freudenbiografie: Frau K.

Frau K. ist etwa 70 Jahre alt und an einem Pankreaskarzinom erkrankt. Die Patientin wirkt depressiv und trauernd. Ihr klagender, bisweilen mit Jammern einhergehender Rückzug macht dem Team eine Begleitung nicht leicht. Umso bemerkenswerter ist eine Begegnung und folgendes Gespräch, das die Atemtherapeutin des Teams[193] mit Frau K. wenige Tage vor ihrem Tod führte:

Nach der Atemtherapie sitzt Frau K. in einer Mobilisationsliege und schaut in den Garten. Ich habe noch etwas Zeit für ein Gespräch. Ich möchte Frau K. in Kontakt mit den guten Seiten ihrer Vergangenheit bringen, eine Biografie der Freude mit ihr machen. Ich lade sie ein ihre Augen zu schließen und sich in kleinen Schritten jünger werden zu lassen. Zuerst will sie sich nicht erinnern, da früher alles schrecklich war. Doch in die Kinderzeit geht sie gerne und erzählt:
„Ich war ein lustiges Derndl, die immer lustige Maria (Name geändert), alle hob i angesteckt mit meiner Freud. I hob die anderen geneckt und Spaß gemacht. Mir ham gar nix ghabt, aber meine Kinderzeit war schee! Bei uns gabs viel Freud, viel Herz und viel Liebe. Von meiner Mutter hab ich die Freude zur Natur geerbt, sie war eine ganz Intelligente, ich hab sie alles fragen können. Manchmal war sie auch sauer, wenn ich sie Sachen gefragt hab, die sie nicht gewusst hat, dann hat sie in einem schlauen Buch nachgeschaut.
Meine Eltern sind mit uns Kindern viel in die Berg gegangen, die haben uns alles erklärt über die Pilze und die Berg und die Pflanzen, und wir haben uns gfreut aneinander."

Als die lustige Maria älter wird, stirbt ihr Vater bei einem Unfall. Sie weint sehr, und wegen ihm und wegen anderem wird sie über viele Jahre nicht mehr froh. Auch würden die Mutter und der Vater weinen, wenn sie ihre Tochter jetzt so krank sehen könnten.
Doch in der Gegenwart gibt es für Frau K. noch eine Überraschung. Sie öffnet sich noch einmal für die Natur, die ihr früher ein Quell der Freude war – und heute noch ist: Sie sieht das strahlende Rot der Tulpen in der Vase und draußen auf der Wiese die ersten Frühlingsblumen. Sie streckt sich ein wenig, atmet tiefer und beschreibt alles, was

---

[192] Ebd., S. 65.
[193] Ich danke ihr sehr für die Überlassung ihrer Notizen zu dieser Begegnung.

sie sieht – voller Freude. Ihre Freude ist sehr ansteckend, wir lachen und freuen uns beide. Frau K. geht noch weiter, nun fragt sie mich nach der Freude in meiner Kindheit und freut sich zudem, dass wir uns so gut verstehen.

Ich sprach davon, der Freude nachzugehen. Das heißt auch, zu erfragen oder zu erspüren, was dem kranken Menschen Freude bereitet. Es sind, wie ich bereits sagte, meist nicht mehr die großen, sondern die kleinen Dinge (beispielsweise eine Rückeneinreibung, ein heißes Bad oder ein Glas Sekt), die Freude bringen und die ermöglicht werden können.

Merke: In einem empathischen Sinn liegt im Bereiten der Freude die Fähigkeit, den anderen so zu sehen, wie er ist (in seinen Bedürfnissen, Wünschen und Sehnsüchten), ihn als den zu erkennen, der er ist. In diesem Bemühen liegt eine Achtung und Wertschätzung gegenüber seiner Persönlichkeit, die ihn froh macht.

9.1.2.2 Freude bei Pflegenden

Was macht Freude?
Freude wird durch vieles ermöglicht: wenn Pflegende ihre **Fähigkeiten** in den Stationsalltag einbringen können, wenn sie **ganzheitlich pflegen** können, wenn **Kreatives** Raum hat, wenn etwas **gelingt** und **anerkannt** wird (von Kolleginnen und Kollegen, von Vorgesetzten, von Angehörigen und auch von Patienten), wenn sie selbst auf ihrem inneren Weg **weiterkommen** etc. Sie freuen sich an der **Unterstützung** durch das Team und daran, **konfliktfrei arbeiten** oder aber mit Konflikten produktiv umgehen zu können. **Gemeinsames** Feiern und Singen, gemeinsame Ausflüge und Unternehmungen, ein unbeschwertes, heiteres Zusammensein bereitet Freude. Ein **Dienstplan**, der ihre **Wünsche** berücksichtigt und ein **Stellenplan**, der **Zeit** gibt, ganzheitlich zu pflegen, entlastet und macht froh. Strahlt die Einrichtung durch Farbe, Bilder, Art der Ausstattung usw. eine **Atmosphäre der Wärme** aus, so tut dies gut, wie auch Freude gut tut.
Sie können sich an der **Freude der kranken Menschen** und ihrer Nächsten, an ihren kleinen und großen Freuden mitfreuen. Sie freuen sich, wenn in der Beziehung zum Patienten **Vertrauen** entsteht, wenn etwas in der Beziehung wächst. Und sie empfinden Erleichterung und Freude über einen „**guten Weg**" **des Sterbenden** und der ihm nahe stehenden Menschen.

Freude macht leicht. Sie ist eine Emotion, die die Schwere von Kranksein, Sterben und Tod entlastet. Umgekehrt kann Freudlosigkeit, wie sie bei Resignation der Menschen auftritt, die eigene Seele schwer werden lassen. Es macht betroffen, wenn die Freude in den Augen der Patienten erlischt.

Situationen

An die Pflegenden wird häufig die Erwartung gestellt, stets freundlich und zuvorkommend zu sein. Helfende haben diesen Anspruch oftmals auch an sich selbst. Stets wollen sie ein heiteres Gesicht zeigen, obwohl ihnen möglicherweise nicht danach zumute ist. Die Freude erscheint dann maskenhaft. Sie wirkt aufgesetzt und gezwungen. Den Augen fehlt jener Glanz, der sich in echter Freude zeigt.

Zu den Quellen der Freude gehen: Möglichkeiten des Umgangs

Biografie der Freude V. Kast gibt dem Leser in ihrem Buch „Freude, Inspiration, Hoffnung" eine Übung an die Hand, die ihm hilft, seine „Biografie der Freude" zu rekonstruieren. Diese Rekonstruktion hat auch für Begleitende eine Bedeutung, denn sie gibt einen Einblick in ihre Persönlichkeit der Freude, die nicht zuletzt Einfluss auf ihre Pflegebeziehungen hat.

Übersicht 15: Fragestellungen zur Rekonstruktion einer Biografie der Freude[194]

- Versuchen wir, freudvolle Bilder der Erinnerung aus unserer eigenen Geschichte bis hin zu einer Zeit gegenwärtig werden zu lassen, als wir ein Kind waren. Vielleicht ist es hilfreich, sich in die Körperbewegungen des kleinen Kindes einzufühlen, das wir waren. Welche Körperbewegungen haben uns Freude bereitet? Wie nehmen wir dabei Freude wahr?

- Wie ist das mit freudigen Erfahrungen, die wir als Schulkind, dann mit 12, mit 14, mit 16, ... Jahren gemacht haben? Wann haben wir Freude erlebt? Wie haben wir dabei unsere Freude ausgedrückt? Waren Menschen da, denen wir die Freude gezeigt haben? Oder war niemand da? Was haben wir dann mit unserer Freude gemacht? Gab es Menschen, die unsere ungehemmte kindliche Freude nicht zuließen?

- Gibt es eine Beziehung zwischen der früheren Erfahrung von Freude und dem heutigen Leben, zu unserer jetzigen Art, Freude zu erleben, auszudrücken oder nicht auszudrücken? Hat sich unser Ausdruck von Freude, hat sich unsere Art des Sichfreuens verändert?

- Was sind heute unsere Auslöser von Freude? Haben wir ein bestimmtes Verhalten, um möglichst viel Freude zu „sichern", um Freude zu „optimieren"? Umgekehrt: Kennen wir Situationen, in denen wir Freude als Geschenk empfinden?

- Möchten wir anderen Menschen Freude bereiten? Kennen wir vielleicht das Bemühen, einem jeden Menschen Freude zu bereiten, damit wir uns selbst wiederum freuen können?

---

[194] Kast, V., a. a. O., S. 59. Ich habe die Fragen sprachlich etwas verändert und durch Fragen ergänzt, die sich teilweise an anderen Stellen des Buches finden.

- Auf welche Weise kontrollieren wir möglicherweise unsere Freude? Dämpfen wir unsere Freude zu sehr, weil wir das Ideal der Emotionslosigkeit haben?

- Welche Emotionen kennen wir bei uns, die die Fähigkeit zur Freude mindern (etwa Angst oder Schuld)? Auch Sorgen haben Einfluss auf das Erleben von Freude.

- Wenn wir in die Tiefe unseres Wesens blicken, würden wir uns dann als einen freudigen Menschen bezeichnen?

Freude ist eine Quelle der Kraft. Wird sie aufgesucht, so strömt dem Einzelnen ein Gefühl von Vitalität zu, das für ihn in Anbetracht der Fülle an erlebtem Leid, an erlebter Ohnmacht und Schwäche umso bedeutsamer ist. Es ist wichtig, sich freuen zu können, sich durch die Präsenz des Abschiedlichen die Freude nicht zu verbieten, um sie nicht zu verlieren.

Freude gilt es immer wieder bewusst wahrzunehmen und auch bewusst zu suchen. Jeder sollte um seine ganz persönlichen Quellen der Freude wissen, um sie aufzusuchen (in der Natur, in Musik, Kunst, Religion oder einem anderen Bereich). Freude will gepflegt sein.

9.2   Hoffnung

9.2.1   Theorie der Hoffnung

Was ist Hoffnung? Hoffnung ist eine **Emotion**, deren genaue Bestimmung sich zunächst entzieht. In jedem Falle ist sie eine Emotion, die **auf die Zukunft ausgerichtet** ist. Das Leben, indem es sich entwickelt und in einem Werden begriffen ist, greift immer schon auf diese Zukunft aus. In der Hoffnung öffnet sich der Mensch dieser Zukunft. Er sieht in ihr **Gutes**. Zukunft kann sich aber auch verschließen, so etwa, wenn der Mensch in seinem Leben keine Perspektive mehr erkennt, wenn er resigniert und hoffnungslos ist.

Zukunft

Eine andere Emotion im Blick auf die Zukunft ist die Angst. In der Angst erlebt der Mensch das Moment des Ungewissen und Unbestimmten der Zukunft. In der Hoffnung hingegen vertraut er auf das Kommende. Er ist **nicht angstvoll**, sondern **gelassen**.

Erwartung – Sehnsucht – Hoffnung
Erwartung, Sehnsucht und Hoffnung stehen in Verbindung zueinander, sie sind jedoch zu unterscheiden. „**Erwartung** und **Hoffnung** beziehen sich beide auf die **Zukunft**. Die Erwartung ist sehr viel klarer – wir erwarten etwas Bestimmtes, **Erwartung** hat einen **Inhalt**. Hoffnung hat meistens keinen fest umrissenen Inhalt; je eigentlicher die Hoffnung

Unterscheidung

wird, umso weniger hat sie einen Inhalt. In der Erwartung ist stets auch Hoffnung, v. a. aber auch Sehnsucht."[195]

Die **Erwartung** ist einmal „dieses **Hoffen-auf-Etwas.**"[196] Im „Hoffen-auf-Etwas" schwingt die Sehnsucht, schwingt etwas in der Zukunft Ersehntes mit, etwas, das das im Leben Fehlende erfüllt. Darüber hinaus meint Erwarten ein „Hoffen, dass..., diese ganz bestimmte Erwartung, **dass etwas Bestimmtes passiert**"[197]. Diese Form der Erwartung legt die Zukunft fest. Sie unterliegt der Gefahr der Berechnung.

„**Erwartung** ist eher **ungeduldig, Hoffnung** ist vergleichsweise viel **geduldiger.** Hoffnung will nicht unbedingt, dass jetzt etwas Bestimmtes passiert. Das will die Erwartung. Hoffnung lässt die Ereignisse auf sich zukommen, hat einen viel größeren Spielraum, viel mehr Freiheit, bezieht sich auch auf eine fernere Zukunft."[198]

Was ist die Hoffnung?

Abgrenzung

Ich möchte die Eingangsfrage noch einmal aufwerfen: Was ist die Hoffnung? Hoffnung, so wurde festgestellt, ist von der Erwartung zu unterscheiden. Sie ist auf die Zukunft hin ausgerichtet, doch in einer offenen, nicht in einer berechnenden und ängstlichen Weise. Die Gebärde der Hoffnung ist die **Gebärde des Geschehenlassen-Könnens.** In dieser Gebärde lebt das Vertrauen, lebt eine „Ahnung dessen, dass da ein tragender Grund sei"[199]. **Hoffnung** ist (anders als die bloße Erwartung) „ein viel breiter angelegtes **Gefühl des Getragenwerdens vom Leben**"[200]. Dieses Gefühl des Getragenwerdens schenkt Geborgenheit, die gerade in schwieriger Zeit tröstet. Die Hoffnung ist mithin ein **Gegenbild zur Angst,** denn in der Angst fehlt jene tragende Struktur, die in der Hoffnung gerade gegeben ist.

Religiöse Dimension

Die Hoffnung hat eine **religiöse Dimension.** Sie ist, so kann gesagt werden, ein geistliches Organ. Die Sehnsucht nach Ganzsein und Erfülltsein, das Vertrauen darauf, dass immer einer da ist, der trägt und hält, ist Ausdruck des Glaubens. In ihm wird **Sicherheit** und **Geborgenheit** gesucht. Er drückt die Sehnsucht aus, niemals das Leben zu verlieren. Im 62. Psalm heißt es: „Bei Gott allein kommt meine Seele zur Ruhe, denn von ihm kommt mir Hoffnung"; oder im 130. Psalm: „Ich hoffe auf den Herrn, es hofft meine Seele, ich warte voll Vertrauen auf sein Wort."

Hoffnung ist mehr als eine Emotion. Sie ist eine **Seinsweise.** Der Mensch ist auf das Offene qua Geistiges hin angelegt, wohin die Hoffnung ihn

---

[195] Ebd., S. 169 f. In der Sehnsucht wird ein „Gefühl des Ziehens", ein „Gefühl des Gezogenwerdens in die Ferne, auf Bestimmtes oder noch Unbestimmtes (hin)" erlebt; ebd., S. 158 f.

[196] Ebd., S. 173.

[197] Ebd.

[198] Ebd. „Ich sehe das Emotionsfeld „Erwartung-Sehnsucht-Hoffnung" als Kontinuum, wobei immer mehr Offenheitsgrade hineinkommen"; ebd., S. 175.

[199] Ebd., S. 180.

[200] Ebd., S. 72 (Hervorhebungen v. m.).

geleitet. Zugleich überschreitet er in der Hoffnung das nur Persönliche. In der Hoffnung lebt eine religiöse Weite.

9.2.2 Hoffnung in der Palliativpflege

9.2.2.1 Hoffnung bei Schwerstkranken, Sterbenden und ihren Angehörigen

> Das einzige,
> was ich in der Hand habe,
> das ist die Hoffnung.
> Sie bewahrt mir
> die Freude am Leben
> bis zu meinem letzten Atemzug.

Hoffnung ist eine auf die Zukunft ausgerichtete Emotion. In ihr liegt Öffnung; der Mensch hat Vertrauen in das, was geschehen wird. Wie aber ist die Zukunft, wenn der Tod nahe ist?

Der Weg des Sterbens ist ein Weg des Abschieds von Verfügenkönnen und aktivem Zugriff. Ruht dieser Weg auf einem Gefühl der Geborgenheit und des Vertrauens, so wird die Zeit des Abschieds nicht leicht von abgründiger Angst oder Resignation überschattet werden können, denn dieser Weg ruht auf der Hoffnung.

„Hoffen, dass" und „Hoffen-auf-Etwas"

Es ist nicht immer einfach, zwischen **Erwartungen** und **Hoffnungen** zu unterscheiden. Zusätzlich erschwert dies der allgemeine Sprachgebrauch, der in der Regel keine Differenzierung beider Begriffe vornimmt. Ich möchte in diesem Zusammenhang noch einmal auf V. Kasts **zweifache Bestimmung von Erwartung** eingehen. Sie unterscheidet zwischen Erwarten als „Hoffen-auf-Etwas" und Erwarten als „Hoffen, dass... ". In „**Hoffen, dass...**" drücken sich **konkrete Naherwartungen** aus. Diese können beispielsweise sein:

Differenzierung

Naherwartungen

- Erwartung, dass beim Betätigen der Patientenklingel eine Pflegekraft erscheint,
- Erwartung, dass eine tägliche Visite durch den Arzt stattfindet,
- Erwartung, dass an einem Nachmittag Sohn oder Tochter zu Besuch kommen.

Eine Vielzahl der Erwartungen sind Erwartungen im Sinne eines „**Hoffen-auf-Etwas**". Sie sind unbestimmter und von größerer Sehnsucht begleitet als ein „Hoffen, dass..." und damit der **Hoffnung näher**. Der Übergang beider Elemente von Erwartung ist gleichwohl fließend. „**Hoffnungen-auf-Etwas**" können beispielsweise sein:

Hoffnungen-auf-Etwas

- Hoffen auf Verstandenwerden,
- Hoffen, miteinander auszukommen,
- Hoffen auf Achtung und Wertschätzung,

- Hoffen auf Trost,
- Hoffen, im Sterben nicht alleine zu sein.

In diesen „Hoffnungen-auf-Etwas" lebt in Patienten eine starke Sehnsucht nach einem Gegenüber, der für sie da ist. Bisweilen mag eine frühe und ungestillte Sehnsucht des Kranken nach Verstandenwerden, nach Achtung und Wertschätzung, nach Trost usw. im Vordergrund stehen.

> **Merke:** Wenn Menschen im Endstadium ihrer Erkrankung hoffen, „dass es wieder wird", trotz ihres Wissens, dass eine körperliche Gesundung nicht mehr möglich ist, so trägt diese Hoffnung das Charakteristikum eines „Hoffens-auf-Etwas". In ihr drückt sich keine ungeduldige Naherwartung aus, sondern eine unbestimmte Ausrichtung auf ein Besseres. Das Hoffen, „dass es wieder wird", trägt die Sehnsucht der schwer kranken Menschen nach Erfüllung und Leben.

Hoffnung

Gelassenheit ist eine Ausdrucksform der Hoffnung.[201]

Gelassenheit „Je eigentlicher die Hoffnung wird, umso weniger hat sie einen Inhalt."[202] In der Hoffnung, die keine Erwartung mehr ist, spannt sich die Seele also ins Offene und Unbestimmte hinaus. Auf dem Boden des Vertrauens steht der Mensch in der Weite des Kommenden. Findet diese Hoffnung aber bei Schwerstkranken Ausdruck? Ich möchte hierzu ein **Beispiel** geben.

> **Beispiel:** Aus einem Nachtwachengespräch mit einer Patientin: „Haben Sie keine Furcht vor dem, was kommt?" Patientin: „Nein, das Haus ist bestellt."

Aus den Worten und der sich mit ihnen verbindenden Haltung der Patientin spricht Ruhe und Gelassenheit. Es ist eine Gelassenheit in Bezug auf das, was war (Vergangenheit) und das, was kommen wird (Zukunft). Die Zeit ist nichts, das ängstigt oder verschließt. Es ist eine **Gelassenheit gegenüber der Zeit in ihren Modi** (Vergangenheit, Gegenwart, Zukunft) und deren **Zeitigung**.
Für Martin Heidegger steht die Gelassenheit in einem Verhältnis zur „freien Weite"[203], zu einer „Nähe der Ferne"[204]. Aus der Gelassenheit spricht ein **Warten, nicht aber** ein **Erwarten**[205].

———————————

[201] Die nachfolgenden Ausführungen zur Gelassenheit sind teilweise meinem Buch: „Ich will mitfliegen, aber ich habe noch keinen Platz", Münster 2000, S. 108 f., entnommen.
[202] Kast, V., a. a. O., S. 169
[203] Heidegger, M.: Gelassenheit. Pfullingen (Zehnte Auflage) 1992, S. 39.
[204] Ebd., S. 67.
[205] „Warten, wohlan; aber niemals erwarten"; ebd., S. 42.

Die Worte der Patientin vermitteln das Gefühl eines „Getragenwerdens vom Leben". Der nahende Tod lässt sie nicht vor dem Nichts stehen. Sie wird nicht halt- und schutzlos, sondern sie vertraut, so scheint es, dem großen, unzerstörbaren Strom des Lebens, an den der Tod nicht heranreicht. Mit diesem Vertrauen erhält die Hoffnung ihre religiöse Dimension. Es ist die Hoffnung auf ein unvergängliches Sein, auf einen unzerstörbaren Daseinsgrund. Es ist die Hoffnung, am Ende des Lebens dort willkommen zu sein, wo alles begann: bei Gott als dem Ursprung und Ziel. Diese große Hoffnung schenkt Trost: „Und er, Gott, wird bei ihnen sein. Er wird alle Tränen von ihren Augen abwischen: Der Tod wird nicht mehr sein, keine Trauer, keine Klage, keine Mühsal" (Off., 21,4).

Hoffnung trauernder Angehöriger
Die Erwartungen, Sehnsüchte und Hoffnungen der Angehörigen gehen nicht selten mit denen der Kranken einher. Wie sich deren Erwartungen immer wieder wandeln müssen, so auch die ihrer Nächsten, denn auch für sie gilt es, sich stets an einer sich verändernden Wirklichkeit zu orientieren. In ihrem Dasein für einen unheilbar erkrankten Menschen müssen diese hoffnungsnahen Erwartungen offener, weniger festlegend werden. Die Ehefrau eines verstorbenen Patienten schreibt in Erweiterung eines Gedichtes:

> „Zuerst ist die Hoffnung,
> dass sich die Diagnose nicht bestätigt,
> so wird es dann die Hoffnung,
> dass die Therapie Erfolg haben wird
> oder dass die Krankheit
> nicht so schnell fortschreiten wird.
> Hoffnung kann zu einem späteren Zeitpunkt sein,
> dass die Krankheit nicht
> von quälenden Schmerzen begleitet sein möge.
> Oder zuletzt,
> dass man in der letzten Stunde nicht
> allein sein möge.
> Und dann die Hoffnung,
> über den Tod hinaus verbunden zu bleiben.
> Die Hoffnung stirbt nicht."

Am Ende ihrer Zeilen spricht die Ehefrau von der Hoffnung, „über den Tod hinaus verbunden zu bleiben". In einem Gespräch, das beide Ehepartner nach einer schweren Panikattacke des Patienten über das nahe Sterben führen konnten, „vereinbarten" sie diese Verbundenheit über den Tod hinaus. An einem Punkt, da alles Erwartete und Erhoffte sich nicht erfüllte, blieb diese Hoffnung. Sie tröstete im übergroß werdenden Trennungsschmerz der Trauernden. Es ist eine auf das **Jenseits ausgerichtete Hoffnung**, die hier anklingt, die Hoffnung auf ein späteres „Wiedersehen", wie sie auch in den folgenden Zeilen einer trauernden Angehörigen zum Ausdruck kommt.

Jenseits

„Nur ein Stück weit
konnten wir
den Weg des Lebens
gemeinsam gehen.
Verhallt
sind Worte,
die uns bewegten.
Verwehrt
sind Blicke,
die uns beschenkten.
Verflogen
sind Gedanken,
die uns bereicherten.
Vergangen
sind Zärtlichkeiten,
die uns beglückten.
Verflossen
sind Träume,
die uns bezauberten.
Und doch schimmert
durch alle Schleier
der Trauer
ein **Licht der Hoffnung**:
Wir werden uns
wieder nahe sein –
zeitlos und glückselig."

Der Gedanke eines **Wiedersehens nach dem Tode** findet sich schon in Ausführungen des antiken Philosophen Platon. In seinem Dialog „Apologie" nimmt er Bezug auf den „Volksmund" und dessen Vorstellungen vom Leben nach dem Tod. Sokrates, der Lehrer Platons, spricht dort in seiner Rede zu den ihn zum Tode verurteilenden Athener Richtern: „Ist aber der Tod gleichsam eine Art Auswanderung von hier nach einem anderen Ort, und hat es mit dem, was der Volksmund sagt, seine Richtigkeit, dass dort alle Verstorbenen weilen, was gäbe es dann, ihr Richter, für eine größeres Glück als dieses?... Ja, für mich hätte der Aufenthalt dort noch seinen ganz besonderen Zauber: denn wenn ich dann etwa dem Palamenes begegnete und dem Telamonier Aias..., so wäre es für mich eine wahre Wonne, mein Geschick mit dem ihren zu vergleichen". „Und so viel wenigstens ist doch ganz sicher: dort verhängt man nicht wegen solcher Unterredungen die Todesstrafe. Denn wie in anderer Beziehung, so sind auch darin die dort Weilenden glücklicher als die Erdenkinder hier, dass sie die ganze weitere Zeit hindurch unsterblich sind, wenn der Volksmund recht hat."[206]

---

[206] Platon: Sämtliche Dialoge, Band I, herausgegeben von O. Apelt. Hamburg 1988, S. 62 f.

In die Hoffnung begleiten: Möglichkeiten des Umgangs

Wird Vertrauen und Zuversicht ausgestrahlt, wird dem Kranken Geborgenheit geschenkt und Gelassenheit vermittelt, kann Begleitung in der Form gelingen, die Hoffnung vermittelt: dass er sich dem Kommenden ohne Angst öffnet, dass er der Zukunft angstfreier gegenübersteht, dass er das, was geschieht, geschehen lassen kann. In die Hoffnung zu begleiten meint, im Gefühl des Getragenseins dem Offenen begegnen zu können.

Achtsamkeit für die Hoffnung
Hoffnung zielt nicht auf Erfüllung. „Sie ist eine Triebkraft für eine positive Krankheitsverarbeitung, Krankheitsbewältigung und Krankheitsannahme (Akzeptanz)."[207] Diese wichtige Funktion der Hoffnung macht deutlich, dass die Begleitung stets für die Hoffnung als einer gleichsam **zentralen Melodie für die Krankheitsbewältigung** achtsam sein sollte.

Einige **Fragen im Kontext der Hoffnung** (Wer ist der Kranke und sein familiäres Bezugssystem im Blick auf die Hoffnung?):
Lebt Hoffnung in den Betroffenen? Welche Erwartungen, welche Sehnsüchte bewegen sie? Beschwert Unversöhntes ihren Weg? Wie tief ist das Vertrauen? Besteht die Möglichkeit des Geschehenlassen-Könnens oder wird das Aktivsein gebraucht? Hat der Glaube eine Bedeutung? Wer in der Familie gibt dem Kranken Zuversicht und Hoffnung? Wer kann ihn darin stützen?

Fragen

In die Hoffnung zu begleiten heißt, Menschen für die Melodie der Hoffnung empfänglich werden zu lassen. Dies kann einschließen, **zerbrochenen Erwartungen** und **unerfüllter Sehnsucht** zu **begegnen**.

Begleitung

Hoffnung stärken
Hoffnung gehört zum Leben im Kranksein und im Sterben, in Trauer und im Tod. Hoffnung weitet und macht leicht. Doch sollten nicht irreale Erwartungen geweckt werden. Tauchen Erwartungen auf, so sind sie ernst zu nehmen, indem sie auf die zugrunde liegende Sehnsucht zu hinterfragen sind.

> **Spezieller Pflegehinweis:** Wer Hoffnung zu stärken versucht, begleitet den Menschen auf seiner Suche nach Vertrauen. Er möchte Angst und damit die Bedrohlichkeit der Zukunft mindern. Ganz in der Gegenwart zu sein, sich ihr zu öffnen, weit zu werden in ihr (beispielsweise im wahrnehmenden Verweilen) hilft den Menschen darin. Wer Hoffnung zu stärken versucht, möchte Geborgenheit im Leben und im Sterben schenken.

---

[207] Aulbert, E.: Kommunikation mit Patienten und Angehörigen. In: Lehrbuch der Palliativmedizin, herausgegeben von E. Aulbert und D. Zech. Stuttgart 2000 (1. Nachdruck), S. 743.

9.2.2.2 Hoffnung bei Pflegenden

Was ist **ihre** Hoffnung? Können Begleiter überhaupt ohne Hoffnung im Palliativ- und Hospizbereich tätig sein?

Erwartungen Es bestehen Erwartungen; Erwartungen an Kolleginnen und Kollegen, an Angehörige, an Patientinnen und Patienten und Erwartungen an sich selbst. Werden sie nicht erfüllt, wird mit Enttäuschung oder Verärgerung reagiert. Hoffnung jedoch, ist sie **eigentlich**, kann nicht enttäuschen, denn sie erwartet nichts.

Wohin geht ihr Wunsch und ihre Sehnsucht in der Palliativpflege?
Gründen Wunsch und Sehnsucht in Offenheit und Vertrauen, so richten sie sich auf Hoffnung aus.

Übersicht 16: Hoffnungen Pflegender auf verschiedenen Ebenen

Pflegende hoffen auf der

Ebene des Selbstseins
- dass sie an der Begleitung Sterbender wachsen, dass sie sich entwickeln (Individuationsprozess);
- dass sie ihre Visionen im Sinne von Veränderung und Verwandlung nicht verlieren;
- vom Leben getragen zu sein, in einem tragenden Grund zu ruhen.

Ebene der Pflegebeziehung
- dass sie sich für das Beziehungsgeschehen öffnen, es nicht festlegen wollen;
- auf das Tragende in Beziehungen zu vertrauen.

Ebene der Metaphysik und Religion
- dass der Tod nicht das Ende bedeutet, sondern Übergang ist;
- dass die Hoffnung auf ein jenseitiges Dasein, dass die christliche Auferstehungshoffnung sich erfüllt.

...

Bedrohung der Hoffnung
In der Hoffnung wird das Unverfügbare und Nichtmachbare berührt. Wendet sich das Unverfügbare in die Erfahrung von Ohnmacht und Hilflosigkeit, dann schwindet das Vertrauen. An den Grenzen des Lebens ist auch die Hoffnung bedroht.
Eine Haltung gelassener Offenheit lässt sich kaum bewahren, wenn die konkrete Not in eine zu erfüllende Erwartung drängt. Zu denken ist beispielsweise an das ersehnte Wirken eines Gebets. In Situationen übergroßen Leids, wenn Pflegende sich selbst ohnmächtig fühlen, erwarten sie etwas von ihm, erwarten sie seine Hilfe. Doch findet es Erfüllung?

Die Erfahrung des Abgründigen und Unbegreifbaren ruft mit Vehemenz den Zweifel. Wenn das Licht vom Dunkel der Ohnmacht überschattet wird, verdunkelt sich auch die Hoffnung.

Zur Hoffnung gehen

> **Merke:** Die Hoffnung, dies ist keine Frage, stützt in der Bewältigung des in der Palliativpflege Erlebten. Sie lässt vieles von dem, was belastet, leichter tragen und ist somit für das eigene seelische Gleichgewicht von außergewöhnlicher Bedeutung. Hoffnung ist eine zentrale Größe. Ihre Verdunkelung wirkt daher umso schwerer. Die Hoffnung ist eine **Gestalt**, die dem Menschen zugewandt ist, aber auch ins Verborgene geht.

Im Blick auf die Hoffnung können Helfende sich fragen:

Fragen

- Wer bin ich in Beziehung zu ihr? Was sind meine Erwartungen und meine Sehnsüchte?
- Wie sehr glaube ich an alles Machbare und Verfügbare? Will ich stets meines eigenen „Glückes Schmied" sein?
- Wenn ich mich plötzlich vor der Offenheit der Zukunft sehe: Erlebe ich dies als angstvolle Situation oder spüre ich Vertrauen?

Hoffnung ist auch eine Aufgabe. Je mehr Kontrolle gebraucht wird, umso schwerer wird es sein, sich dem Offenen der Zukunft zu stellen. Es wird schwer sein, sich von Erwartungen zu lösen. Diese Erwartungen legen jedoch die Zukunft fest, engen sie auf das Erwartete ein. Wer bereit ist, Ereignisse auf sich zukommen zu lassen, ohne sie kontrollieren zu müssen, hat ein Stück Vertrauen und damit ein Stück Hoffnung gewonnen, er wird offener für das, was geschieht.

Der Stern der Hoffnung

An den Gefährdungen der Hoffnung ist zu erkennen, wie sehr wir Menschen das Licht der Hoffnung brauchen. Dies umso mehr, wenn Hoffnungslosigkeit und Resignation das Dasein im Sterben zu überschatten drohen. Hoffnung, besonders in ihrer religiösen Dimension, lebt von einer Sehnsucht nach Unverbrüchlichkeit. Diese Sehnsucht will den in der Sterbebegleitung sich bisweilen zeigenden Rissen standhalten. Der Stern der Hoffnung, auch wenn er verdunkelt scheint, hat dennoch Bestand. Er leuchtet im Dunkel der Nacht.

Epilog: die Liebe

Ostermorgen

Der göttliche Gärtner geht
über die Blumen,
in den Zweigen singt
die Nachtigall noch
und ein sanfter Wind streicht
über die Weinende.
Meister.
In den Mauern des Gartens
lächelt Maria,
machtlos war der Tod.

Dieter Kissel

„Zentrale Emotionen in der Palliativpflege" lautete der Titel des zweiten Teils des Buches. Wenn aber von **zentralen Emotionen** gesprochen wird, – wo ist dann die **Liebe**? Ist sie nicht das alles Umfassende und alles Gründende, der unverzichtbare Mittelpunkt jedweder Betrachtung über den Bereich der Emotionen?

Zentrale Emotionen

Die Liebe, wurde sie auch nicht direkt benannt, war dennoch in den Fragen des Umgangs, in den Fragen sorgender Haltung und helfenden Tuns stets gegenwärtig. **Annahme, Wertschätzung** und **Wärme** sind **Ausdruck dieser Liebe.**

Der Raum der Liebe

In den vergangenen Überlegungen waren es immer wieder die Schattenseiten des Lebens, die auftraten, die Wunden des Herzens, welche Schuld, Scham, Ekel, Angst, Wut und Trauer schlagen können. Die **Liebe** vermag es, diese **Wunden** zu **lindern.** Sie nimmt den Fehl der Schuld und die Blöße der Scham an. Ihre Kraft verwindet das „Nein" des Ekels und gibt haltloser Angst einen tragenden Grund. Sie stiftet Versöhnung in Ärger und Wut und schenkt den Trauernden Trost. Die Liebe **bejaht den Menschen in seinem Leid,** sie bejaht ihn, unabhängig von Leistung, Erfolg und Nutzen, jenseits von Einordnungen in gut und böse. Sie **steht über aller Moral.**

Wirkung

Die Liebe achtet den Menschen in seinem Prozess. Sie hat eine tiefe Achtung vor dem, was ist. Sie schafft einen Raum, in dem der andere sein kann und darf mit dem, was in ihm ist, mit seinen Gedanken, Gefühlen und Willensregungen. An die Stelle von Ablehnung, Macht und Kälte treten Annahme, Dialog und Wärme. Im **Raum der Liebe** haben der

Kranke und die ihm nahe stehenden Menschen in Not und Bedrängnis Platz. In diesem Raum lebt auch die Liebe als Pflegender zu mir selbst, zu dem, was in mir ist, zu meinen eigenen (dunklen) Gefühlen. Sie sind ein Teil von mir, der liebevoll wahrgenommen werden möchte.

Die Liebe empfängt, so wie sie gibt. Dies ist eines ihrer großen Geheimnisse. In der Palliativ- und Hospizarbeit wird um dieses Rätsel des Beschenktwerdens gewusst, das innerlich reicher und reifer werden lässt. Der Tod ist ein großer Lehrmeister unseres Lebens, wie auch die Liebe. Sie wirkt überpersönlich als kosmisches Prinzip im Leben. Für Marsilio Ficino, Philosoph der italienischen Renaissance, ist die Liebe (amor) bildendes und erhaltendes Prinzip des Alls[208]. Auch für den Dichter Friedrich Hölderlin ist die Liebe bewahrend und schöpferisch. Sie ist die „Mutter allen Lebens"[209] und als solche Grund, ja weiter noch, Anfang und Ende von allem. „Was ist alles, was in Jahrtausenden die Menschen taten und dachten, gegen Einen Augenblick der Liebe?... Daher kommen wir, dahin gehen wir"[210].
Der Raum der Liebe, im Herzen entfaltet und nach außen getragen, birgt damit eine Dimension in sich, die über den Menschen hinausgeht. Er trägt die Weite kosmischer Dimension, die in ihrer Ursprungs- und Zielbezogenheit eine religiöse ist. Sie bindet an den Anfang, der zugleich Ende ist.

Zärtlichkeit
Heinrich Böll spricht einmal von der „Theologie der Zärtlichkeit Maria Magdalenas"[211]. In den Worten des dem Epilog vorangestellten Gedichtes „Ostermorgen" lebt das Atmosphärische dieser Zärtlichkeit: die Unversehrtheit der Frühe, die Sanftheit des Windes, die Musikalität der Nachtigall, die Zartheit der Trauer und die Milde des Lächelns. Die Zärtlichkeit verletzt nicht, sie fordert nicht, sie ist ohne Hast. Sie ist die „Kommunikation der Liebe"[212], die durch Hände, Augen, Sprache usw. berührt.
So sehr sich die Zärtlichkeit auf Seelisch-Geistiges ausrichtet, so verbunden ist sie doch der Leiblichkeit des Menschen. Zärtliche Berührungen in der Pflege nehmen den Kranken wahr, erspüren ihn und schenken ihm Wohlbefinden. Es sind heilsame Berührungen der Liebe.

Die anteilnehmende und mit-leidende Liebe

Situationen, in denen Kranke oder Angehörige keinen Abstand mehr zu den Schattenseiten ihrer Gefühle finden können, in denen sie machtvoll von ihnen überwältigt werden, treffen mich stets tief. Der Kranke, der

---

[208] Ficino, M.: Über die Liebe, übers. von K. P. Hasse, hg. und eing. von P. R. Blum. Hamburg (Zweite Auflage) 1984.
[209] StA III, 183.
[210] StA III, 55.
[211] Zitiert in: Juchli, L.: Pflege. Stuttgart (7., neubearb. Auflage) 1994, S. 480.
[212] Ebd.

von Schuld gefesselt, keine Befreiung findet, die Patientin, die entkleidet in ihrer Nacktheit verzehrt wird, der abgründige Ekel vor der entstellten Existenz, die überflutende, keinen Halt kennende Todesangst, die ohnmächtige Wut, die sich in destruktiver Aggressivität entlädt, der unendliche Schmerz einer Mutter am Sterbebett ihrer erwachsenen Tochter,... – sie alle schlagen in mir etwas an, das über ein Mitgefühl hinausgeht. Es ist ein schmerzvolles Gefühl der Trauer und zugleich ein Empfinden von Verbundenheit. Das Dasein dieser Menschen, das ein gekränktes, verletztes und ohnmächtiges ist, das in seiner ganzen Schwäche und Bedürftigkeit an der Grenze der Würde ist, bewegt in mir eine Liebe zu diesen Menschen in ihrem Leiden und ihrer Not. Vielleicht ist in dieser Liebe, die eine anteilnehmende und mit-leidende ist, jener Gedanke Schopenhauers zu erahnen, dass in diesen Augenblicken „die Schranke zwischen Ich und Nicht-Ich", die Schranke zwischen mir und dem anderen „aufgehoben sei"[213]. Der Mit-leidende spürt die Einigkeit alles Lebendigen, und ist selbst ein Teil von ihm.

Der tiefste Lebensstrom in uns ist die Liebe

Wie der Hass vereinzelt und trennt, so stiftet die Liebe Gemeinschaft und Einheit. In der mit-leidenden Liebe schaut der Mensch das Geheimnis des Leidens. Leben ist Leiden, doch gibt es ein Tieferes noch als das Leid, das Band der einenden Liebe. Der tiefste Lebensstrom ist die Liebe, die in ihrem unsterblichen Rang auch den Tod nicht fürchtet. In der Nacht, in dem Dunkel, dem „Brunnendunkel", wie Neruda sagt, ist sie der Lichtgrund. Sie ist der goldene Grund allen Seins. Mit dem Herzen, dem Organ der Liebe, ist er zu erfahren.

---

[213] Schopenhauer, A.: Preisschrift über die Grundlagen der Moral. In: Werke in zwei Bänden. Gütersloh o.J., Band I, S. 678. Im Historischen Wörterbuch der Philosophie heißt es: „Die Identifikation mit dem anderen, das „tat-twam-asi" (dies bist du) des Buddhismus ist realer Ausdruck der Durchschauung des principium individuationis beziehungsweise der Erkenntnis der Wesensidentität aller Individuen". Ritter, J. und Gründer, K. (Hg.): Historisches Wörterbuch der Philosophie, Band 5. Stichwort: Mitleid. Basel 1980, S. 1414.

Literaturverzeichnis

Aulbert, E.: Kommunikation mit Patienten und Angehörigen. In: Lehrbuch der Palliativmedizin, herausgegeben von E. Aulbert und D. Zech. Stuttgart (1. Nachdruck) 2000.

Aulbert, E. und Zech, D. (Hg.): Lehrbuch der Palliativmedizin. Stuttgart (1. Nachdruck) 2000.

Bickel, L./ Tausch-Flammer, D.: In meinem Herzen die Trauer. Freiburg 1998.

Biemel, W.: Jean-Paul Sartre. Reinbeck bei Hamburg 1989.

Bowbly, J.: Verlust, Trauer und Depression. FaM 1983.

Brugger, W.: Philosophisches Wörterbuch. Freiburg (21. Auflage) 1992.

Canacakis, J.: Ich begleite dich durch deine Trauer. Stuttgart (13. Auflage) 2000.

Fässler-Weibel, P.: Nahe sein in schwerer Zeit. Zur Begleitung der Angehörigen von Sterbenden. Freiburg (Schweiz) (2. Auflage) 1991.

Ficinus, M.: Über die Liebe oder Platons Gastmahl (lat.-dt.), übers. von K. P. Hasse, hg. und eingel. von P. R. Blum. Hamburg (Zweite Auflage), 1984.

Finke, J.: Beziehung und Intervention. Interaktionsmuster, Behandlungskonzepte und Gesprächstechnik in der Psychotherapie. Stuttgart 1999.

Fossum, M. A. und Mason, M. J.: Aber keiner darf's erfahren. München 1992.

Fröhlich, W. D.: Wörterbuch Psychologie. München (21., bearb. und erw. Auflage) 1997.

Giacometti, A.: Skulpturen, Gemälde, Zeichnungen, hg. v. a. Schneider. München 1994.

Granaas-Elminger, V. C.: Kinder zu Besuch im Hospiz. INFOkara 3/ 2000. St. Gallen 2000.

Heidegger, M.: Erläuterungen zu Hölderlins Dichtung. FaM 1981.

Heidegger, M.: Gelassenheit. Pfullingen (Zehnte Auflage) 1992.

Heidegger, M.: Sein und Zeit. Tübingen (16. Auflage) 1986.

Hilgers, M.: Scham. Göttingen 1996.

Hirsch, M.: Schuld und Schuldgefühl. Zur Psychoanalyse von Trauma und Introjekt. Göttingen (2. Auflage) 1998.

Hölderlin. Sämtliche Werke, Große Stuttgarter Ausgabe, hg. v. F. Beißner u. a., 8 Bände, Stuttgart 1943-1985. (StA; zitiert mit römischer Bandzahl und Seitenzahl).

Hoffmann, L.: Grundlagen der Familientherapie. Konzepte für die Entwicklung von Systemen. Hamburg 1982.

Horn, B.: Psychoanalytisches Verständnis von Angst. Patientenorientierte Überprüfung klassischer und aktueller Angsttheorien. Dissertation an der psychologischen Fakultät der LMU-München. München 1984.

Hülshoff, T.: Emotionen. München/ Basel 1999.

Juchli, L.: Pflege. Stuttgart (7., neubearbeitete Auflage) 1994.

Kast, V.: Freude, Inspiration, Hoffnung. München (2. Auflage) 1998.

Kast, V.: Vom Sinn der Angst. Wie Ängste sich festsetzen und wie sie sich verwandeln lassen. Freiburg 1996.

Kast, V.: Vom Sinn des Ärgers. Anreiz zu Selbstbehauptung und Selbstentfaltung. Stuttgart (Dritte Auflage) 2000.

Kast, V.: Trauern. Phasen und Chancen des psychischen Prozesses. Stuttgart (22. Auflage) 2000.

Kern, M.: Palliativpflege. Richtlinien und Pflegestandards. Bonn 2000.

Kern, M. und Nauck, F.: Pflege Schwerstkranker und Sterbender. In: Lehrbuch der Palliativmedizin, herausgegeben von E. Aulbert und D. Zech. Stuttgart (1. Nachdruck) 2000.

König, K.: Abwehrmechanismen. Göttingen (Zweite Auflage) 1997.

Kriz, J.: Grundkonzepte der Psychotherapie. Eine Einführung. Weinheim (Vierte Auflage) 1994.

Kruse, O.: Emotionsdynamik und Psychotherapie. Weinheim und Basel 1985.

Menninghaus, W.: Ekel. Theorie und Geschichte einer starken Empfindung. FaM 1999.

Müller, W.: Wenn du ein Herz hast, kannst du gerettet werden: die befreiende Auseinandersetzung mit der eigenen Schuld. Münsterschwarzach 1998.

Münz, U.: Trauer lässt sich nicht bei Dienstschluss ablegen. In: Johannes-Hospiz der Barmherzigen Brüder. Informationen für Freunde, Förderer und Mitarbeiter. München 2000 (Septemberausgabe).

Neruda, P.: Der unsichtbare Fluß. Gedichte 1923-1973. München 2001.

Otto, J. H., Euler, H. A. und Mandl, H. (Hg.): Emotionspsychologie. Ein Handbuch. Weinheim 2000.

Platon: Sämtliche Dialoge, Band I, herausgegeben von O. Apelt. Hamburg 1988.

Ratsak, G.: Angst und Angstbewältigung. In: Lehrbuch der Palliativmedizin, herausgegeben von E. Aulbert und D. Zech. Stuttgart (1. Nachdruck) 2000.

Ritter, J. und Gründer, K. (Hg.): Historisches Wörterbuch der Philosophie, Band 5. Basel 1980.

Ritter, J. und Gründer, K. (Hg.): Historisches Wörterbuch der Philosophie, Band 8. Basel 1992.

Schlippe, A. v.: Familientherapie im Überblick. Basiskonzepte, Formen, Anwendungsmöglichkeiten. Paderborn 1984.

Schopenhauer, A.: Werke in zwei Bänden, hg. von W. Brede. Gütersloh o.J.

Schrenker, L. und Fischer-Bartelmann, B.: Das Pass-Form-Modell in der Pesso-Therapie (PBSP). Unveröffentlichtes Skript. München 2000.

Smeding, R.: Das Loch, in das ich fiel, wurde zur Quelle, aus der ich le-be. Wege durch die Trauer. In: Daiker, A.: Selig sind die Trauernden. Stuttgart 1999.

Smeding, R. und Aulbert, E.: Trauer und Trauerbegleitung in der Pallia-tivmedizin. In: Lehrbuch der Palliativmedizin, herausgegeben von E. Aulbert und D. Zech. Stuttgart (1. Nachdruck) 2000.

Soeder, A. und Rau, Chr.: Licht vom unerschöpften Lichte. Gebete und Sprüche für Tag und Jahr. Stuttgart (Vierte Auflage) 1983.

Stähli, A.: „Ich will mitfliegen, aber ich habe noch keinen Platz". Refle-xion und Erfahrung über Kranksein, Sterben und Tod auf der Pallia-tivstation „Johannes-Hospiz" in München. Münster 2000.

Stöber, J. und Schwarzer, R.: Angst. In: Emotionspsychologie, herausge-geben von J. H. Otto u. a. Weinheim 2000.

Strittmatter, G.: Einbeziehung der Familie in die Krankenbetreuung und begleitende Familientherapie. In: Aulbert, E. und Zech, D. (Hg.): Lehrbuch der Palliativmedizin. Stuttgart (1. Nachdruck) 2000.

Weber, H.: Ärger. Psychologie einer alltäglichen Emotion. Weinheim 1994.

Weiterbildungsprogramm Palliative Care. Internationaler Universitäts-lehrgang am IFF (Kursbuch 2001). Wien 2000.

Wöller, W. und Kruse, J.: Tiefenpsychologisch fundierte Psychotherapie. Basisbuch und Praxisleitfaden. Stuttgart 2001.

Wurmser, L.: Die Maske der Scham. Die Psychoanalyse von Schamaffek-ten und Schamkonflikten. Berlin (3., erw. Auflage) 1997.

Stichwortverzeichnis

Fachliteratur Pflege

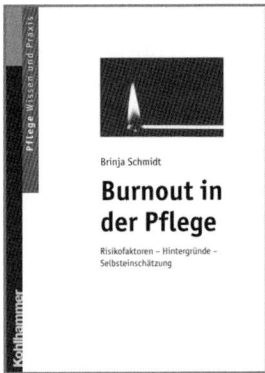

Brinja Schmidt

Burnout in der Pflege

Risikofaktoren – Hintergründe –
Selbsteinschätzung

2004. 240 Seiten. Kart.
€ 18,80

ISBN 3-17-017885-7
Pflege Wissen und Praxis

Immer mehr Menschen leiden unter dem Burnout-Syndrom, einem chronischen Erschöpfungszustand, der sich in Form eines längeren Prozesses entwickelt und in verschiedenen Phasen verläuft. Schwierige zwischenmenschliche Situationen unter hoher Arbeitsbelastung in der Pflege, emotionale Überforderung, schlechtes Betriebsklima, Schicht- und Nachtarbeit, unbefriedigende Arbeitsorganisation - das alles sind einige von vielen Faktoren, die zum "Ausbrennen" führen können.

Welche Risikofaktoren speziell Pflegende in der stationären und ambulanten Kranken- und Altenpflege betreffen, welche Hintergründe in Frage kommen, wie Pflegende ihr Risiko selbst einschätzen lernen - dies und vieles mehr finden Sie im vorliegenden Buch. Neben den Aspekten der Persönlichkeitsentwicklung und des Burnout-Prozesses, Stress und Bewältigungsstrategien werden die Themen Kommunikation, Mitleid und Einfühlsamkeit, Umgang mit schwierigen Gefühlslagen, die professionelle Beziehung zu Patienten, Bewohnern und Klienten sowie die Beziehung zu Kollegen dargestellt. Die einzelnen Kapitel sind jeweils in einen theoretischen und einen praktischen Teil gegliedert, der Übungen zur Selbsteinschätzung enthält und die praktische Umsetzung zur Bewältigung emotionaler Belastungen in der Pflege erleichtert.

Die Autorin: Brinja Schmidt ist Krankenschwester mit langjähriger Erfahrung in der Intensivpflege. Sie hat Pädagogik und Musikwissenschaft studiert.

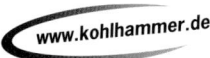

W. Kohlhammer GmbH · Verlag für Krankenhaus und Pflege
70549 Stuttgart · Tel. 0711/7863 - 7280 · Fax 0711/7863 - 8430

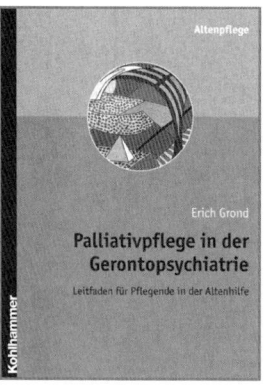
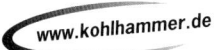